I0839240

Il dolore alla spalla non passerà se non segui queste semplici regole

a cura di Roberto Franzese

Indice

L'articolazione della **spalla** (scapolo-omerale o gleno-omerale) unisce l'arto superiore al tronco: fa da raccordo fra la cavità glenoidea della scapola e la testa dell'omero.

Nella regione della spalla si incontrano **omero** (osso del braccio), **scapola** (osso piatto posizionato nella regione latero-postero-superiore del tronco) e **clavicola** (osso lungo posto nella parte antero-posteriore del torace che collega l'acromion della scapola con il manubrio dello sterno). Si tratta di tre ossa molto importanti in quanto interagiscono per agganciare al tronco ciascun arto superiore. La spalla è posta nella sezione latero-superiore del tronco, dalla base del collo fino all'origine del braccio.

La grande mobilità di questa articolazione ha il suo rovescio della medaglia: un deficit di stabilità, che rappresenta uno dei principali fattori di rischio d'infortunio alla spalla.

L'articolazione della spalla è costituita da vari **elementi strutturali**:

- Due *superfici articolari* (una per la scapola e una per l'omero);
- *Capsula articolare*, elemento strutturale di tessuto connettivo che tiene insieme scapola e omero e che ha la funzione di produrre liquido sinoviale per la lubrificazione ed il nutrimento dell'articolazione della spalla;
- *Cartilagine*, dotata di proprietà ammortizzanti per ridurre l'attrito e le frizioni tra i vari elementi dell'articolazione durante il movimento;
- *Legamenti*, fasce di tessuto connettivo fibroso piuttosto flessibile e ad alto contenuto di collagene che uniscono tra loro due diverse ossa o parti dello stesso osso. I legamenti della spalla con funzione stabilizzante sono sei: gleno-omerali (superiore,

medio, inferiore), coraco-omerale, omerale trasverso, coraco-acromiale;
- *Borse sinoviali*, sacche contenenti liquido sinoviale con funzione ammortizzante che impediscono la frizione di certi elementi articolari. Le borse sinoviali della spalla sono cinque: subacromiale, sottoscapolare, sottocoracoidea, coracobrachiale, sottodeltoidea;
- *Muscoli*, essenziali per garantire la stabilità dell'articolazione tanto che vengono chiamati proprio muscoli stabilizzatori della spalla. Sono cinque in tutto: bicipite brachiale ed i quattro muscoli della cuffia dei rotatori (sottoscapolare, sovraspinato, piccolo rotondo e sottospinato);
- *Tendini*, strutture molto simili ai legamenti con la differenza che non uniscono tra loro due ossa bensì un muscolo ed un elemento osseo.

L'articolazione scapolo-omerale è finemente vascolarizzata e innervata, nonché a stretto collegamento con il muscolo bicipite brachiale ed i muscoli della cuffia dei rotatori.

Vascolarizzazione e innervazione della spalla

La regione della spalla viene irrorata ricevendo sangue da diverse ramificazioni delle **arterie** sovrascapolare, circonflessa scapolare e circonflesse dell'omero anteriore e posteriore. Il **sangue venoso** circola attraverso il sistema venoso profondo (vena ascellare e succlavia) e superficiale (vena cefalica).

Le strutture nervose che attraversano la spalla e quelle che innervano muscoli, pelle ed altri elementi anatomici locali derivano da certi rami collaterali e terminali del **plesso brachiale**. Quest'ultimo costituisce una struttura reticolare composta da vari nervi del sistema nervoso periferico (**nervi**

spinali) che servono la spalla e l'intero arto superiore (inclusi braccia, avambraccio e mano).

I nervi che interessano, in particolare, l'articolazione della spalla sono tre: *nervo soprascapolare, ascellare e pettorale laterale.*

Il complesso articolare della spalla

Il **complesso articolare della spalla** interessa principalmente quattro ossa (omero, scapola, clavicola e sterno) che danno vita a **5 articolazioni**:

- *Scapolo-omerale* (o gleno-omerale), composta dalla testa dell'omero e dalla glena della scapola;
- *Acromion-clavicolare*, costituita dall'estremità laterale della clavicola e dall'acromion della scapola;
- *Sterno-clavicolare*, frutto dell'unione del manubrio dello sterno con l'estremità mediale della clavicola;
- *Sotto-deltoidea* che non rappresenta propriamente un'articolazione bensì una zona di scorrimento: è posta tra l'arco osteofibroso (costituito dall'acromion, dal legamento coracoacromiale e dal processo coracoideo) e la cuffia dei rotatori;
- *Scapolo-toracica*, costituita dalla scapola che giace posteriormente sulla cassa toracica.

Di queste 5 articolazioni due sono false (o funzionali) ovvero la scapolo-toracica e la sottodeltoidea, mentre le restanti tre sono vere.

In linea generale, il complesso articolare della spalla consente di eseguire la gamma completa di movimento del braccio assicurando **forza, resistenza e flessibilità** nel corso di tutte le attività quotidiane. I vari elementi anatomici che compongono il complesso articolare operano in sincronia garantendo un movimento fluido, completo e coordinato dell'arto superiore permettendo lo svolgimento della flessione, estensione, adduzione, abduzione, rotazione interna ed esterna.

Articolazione della spalla: muscoli

I muscoli che consentono al complesso articolare della spalla un ampio range di movimento si possono suddividere in **tre grandi gruppi** in base alle funzioni anatomiche:
- Muscoli della spalla;
- Muscoli della scapola;
- Muscoli della cuffia dei rotatori.

Muscoli della spalla

I **muscoli** che partecipano al movimento della spalla (articolazione gleno-omerale) sono:
- *Deltoide*, il più potente abduttore della spalla, suddiviso in tre parti (anteriore, intermedio e posteriore). Originando da clavicola, acromion e spina della scapola, i tre fasci del muscolo deltoide si inseriscono nell'omero. Permette di flettere e intraruotare, abdurre, estendere, addurre sul piano frontale e trasversale ed extraruotare l'omero;
- *Grande pettorale*, diviso in più fasci ed esteso a ventaglio. E' un importante adduttore e intrarotatore di spalla (frontale e trasversale), oltre a consentire la flessione;
- *Gran dorsale e grande rotondo*: hanno funzioni comuni di estensione, adduzione e intrarotazione;
- *Bicipite brachiale*, che origina a livello della scapola: assicura movimenti di flessione e di abduzione di spalla;

- *Capo lungo del tricipite brachiale*, che supporta la spalla negli ultimi gradi del movimento di adduzione e di estensione.

Muscoli della scapola

I seguenti muscoli assicurano i movimenti puri della **scapola,** oltre a quelli della spalla:
- *Trapezio* suddiviso in trapezio superiore (per la rotazione e l'elevazione craniale), medio (retrazione e rotazione esterna della scapola) e inferiore (rotazione craniale ed esterna di scapola);
- *Elevatore della scapola*: come suggerisce il nome, ha la funzione di elevare e ruotare la scapola;
- *Piccolo pettorale* che ha il compito di generare rotazione caudale, depressione e tilt anteriore della scapola;
- *Gran dentato*, un protrattore ed importante rotatore craniale. E' in grado di ruotare esternamente la scapola e di portarla in tilt posteriore;
- *Muscoli romboidi* (grande e piccolo) con funzione di retrazione, elevazione e rotazione caudale.

Muscoli della cuffia dei rotatori

I 4 muscoli che costituiscono la **cuffia dei rotatori** sono:
- *Piccolo rotondo*, che consente la rotazione esterna della spalla;
- *Sottoscapolare*, che ha la funzione di ruotare internamente la spalla;
- *Sottospinato* (o infraspinato) per la rotazione esterna;
- *Sovraspinato*, un abduttore importante della spalla, nonché debole rotatore esterno.

Questi muscoli abbracciano la testa dell'omero contribuendo alla mobilità e stabilità articolare ed a svolgere movimenti accessori.

La cuffia dei rotatori svolge un ruolo determinante nel favorire la salute e funzionalità di tutta la spalla.

Muscolo succlavio

Ai suddetti tre gruppi muscolari che interessano spalla, scapola e cuffia dei rotatori bisogna aggiungere il **muscolo succlavio**. Si tratta di un piccolo muscolo di forma triangolare che si estende tra la clavicola e la prima costa. Ha origine dalla prima costa e relativa cartilagine costale al punto di giunzione superiore al legamento costoclavicolare ed è innervato dal nervo succlavio.

Insieme ai muscoli grande pettorale e piccolo pettorale, il muscolo succlavio contribuisce a formare la parete anteriore dell'ascella. Questo muscolo protegge il plesso brachiale ed i vasi sanguigni succlavi: stabilizza la clavicola, consente di abbassare la spalla spostando la clavicola in avanti ed in basso.

I movimenti dell'articolazione della spalla

Potendo contare sul complesso articolare (soprattutto, sull'articolazione gleno-omerale) e sulla funzionalità dei vari muscoli descritti, la spalla è in grado di eseguire movimenti lungo tutti i piani, dal semplice gesto di salutare o scrivere a gesti più complessi come sollevare un peso.

Gli esperti di biomeccanica e di fisiologia hanno individuato **13 diversi tipi di movimenti**:

- **Adduzione scapolare:** le due scapole si avvicinano il più possibile al piano sagittale ovvero quel piano che si sviluppa in senso antero-posteriore dividendo il corpo in due parti (destra e sinistra), Muscoli coinvolti: trapezio, piccolo romboide e grande romboide;

- **Abduzione scapolare:** le due scapole tendono ad allontanarsi il più possibile dal piano sagittale. Muscoli coinvolti: dentato anteriore, piccolo pettorale e grande pettorale;
- **Elevazione delle scapole:** l'atto di innalzare le scapole. Muscoli coinvolti: fibre superiori del trapezio ed elevatore della scapola;
- **Depressione delle scapole:** il gesto di abbassare le scapole. Muscoli coinvolti: trapezio (fibre inferiori), piccolo pettorale, succlavio e grande dorsale;
- **Rotazione verso l'alto delle scapole:** le braccia si alzano verso il cielo. Muscoli coinvolti: trapezio e dentato anteriore;
- **Rotazione verso il basso delle scapole:** dall'alto le braccia si portano lungo il corpo. Muscoli coinvolti: piccolo pettorale, grande pettorale, succlavio e grande dorsale;
- **Abduzione vera del braccio:** il braccio che si trova lungo i lati del corpo viene sollevato in posizione perpendicolare alla colonna vertebrale. Andando oltre il piano di perpendicolarità, quindi sollevando ancora di più il braccio, si esegue la rotazione verso l'alto delle scapole. Muscoli coinvolti: sovraspinato e capo laterale del muscolo deltoide;
- **Adduzione vera del braccio:** dalla posizione perpendicolare alla colonna vertebrale il braccio torna parallelo ai lati del corpo. Muscoli coinvolti: piccolo rotondo e fibre inferiori del deltoide;
- **Flessione del braccio:** l'omero (inizialmente in posizione parallela al tronco) viene sollevato in avanti con il palmo della mano rivolto verso l'alto.

Muscoli coinvolti: capo anteriore del muscolo deltoide, grande pettorale, coracobrachiale e bicipite brachiale;

- **Estensione del braccio:** l'omero posto parallelamente al tronco viene sollevato all'indietro con il palmo della mano rivolto verso il pavimento. Muscoli coinvolti: capo posteriore del muscolo deltoide, grande dorsale, piccolo rotondo e capo lungo del tricipite brachiale;
- **Rotazione interna (o mediale) del braccio:** il braccio ruota verso l'interno con la mano parallela al suolo (palmo rivolto verso l'alto) ed il gomito piegato a 90°. Muscoli coinvolti: sottoscapolare, capo anteriore del muscolo deltoide, grande dorsale, piccolo rotondo;
- **Rotazione esterna (o laterale) del braccio:** la rotazione del braccio avviene verso l'esterno con la mano parallela al suolo, il palmo rivolto verso il basso ed il gomito piegato a 90°. Muscoli coinvolti: piccolo rotondo, sottospinato e capo posteriore del muscolo deltoide;
- **Circonduzione del braccio:** mantenendo mano e gomito distesi, il braccio viene mosso in senso circolare come se l'intero arto superiore delineasse un cerchio. Questo movimento è la combinazione dei gesti di flessione, estensione, abduzione e adduzione dell'omero. Muscoli coinvolti: grande pettorale, sottoscapolare, coracobrachiale, bicipite brachiale, sovraspinato, deltoide, grande dorsale, grande rotondo, piccolo rotondo, sottospinato e capo lungo del tricipite brachiale.

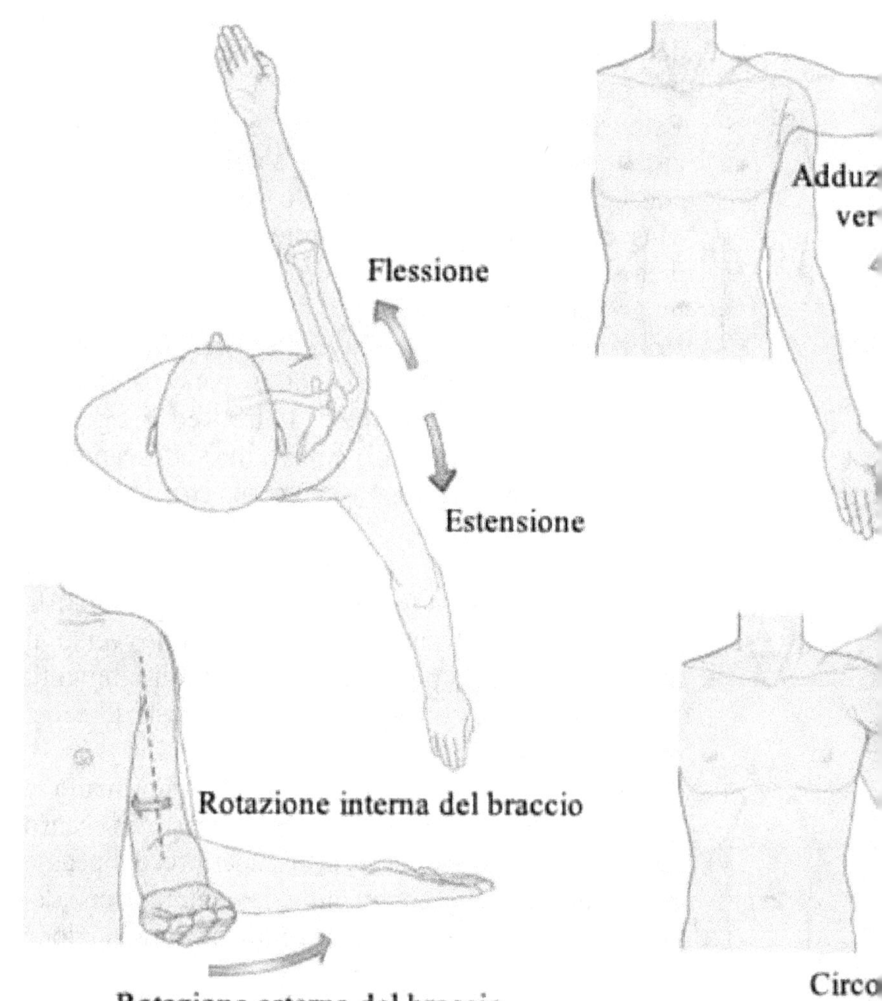

Flessione
Estensione
Adduz
ver
Rotazione interna del braccio
Rotazione esterna del braccio
Circo

Le **patologie della spalla** possono originare da disturbi molto diversi tra loro dovuti alle più svariate cause (dal trauma all'infiammazione).

Se ne contano principalmente undici:
1) Artrosi acromion claveare;
2) Lesioni della cuffia dei rotatori;
3) Conflitto subacromiale (impingement subacromiale)
4) Calcificazione alla spalla;
5) Capsulite adesiva (spalla 'congelata');
6) Infiammazione del capo lungo del bicipite;
7) Infiammazione del tendine sottoscapolare;
8) Tendinite del sovraspinoso;
9) Borsite della spalla;
10) Lussazione della spalla;
11) Instabilità di spalla.

Le numerose condizioni patologiche che interessano la spalla includono **lesioni** alle principali strutture anatomiche come tendini, cartilagine, muscoli, legamenti, ossa.

Seppure i sintomi dipendano dal tipo di patologia di cui si soffre e dall'articolazione compromessa, la **sintomatologia comune** comprende dolore alla spalla, perdita di forza e difficoltà di movimento.

Approfondiamo ciascuna patologia della spalla con relative cause, sintomi, caratteristiche, curiosità.

Artrosi acromion claveare

L'articolazione acromion claveare (che congiunge la scapola alla clavicola) è la seconda per importanza (in termini di ampiezza di movimento) tra le cinque articolazioni della spalla.

L'**artrosi acromion claveare** (o artrosi acromion clavicolare) è una delle cause più frequenti di dolore alla spalla.

A causa dell'artrosi (degenerazione articolare), lo spazio tra acromion e clavicola si riduce provocando dolore. I **soggetti più colpiti** sono sportivi, soprattutto chi pratica il sollevamento pesi (per via del sovraccarico muscolare) come pure le persone sedentarie. Altri soggetti a rischio sono anziani, lavoratori edili, chi pratica sport di contatto e nuoto.

Cause

Le cause responsabili dell'artrosi acromion clavicolare sono:

- Degenerazione della cartilagine articolare dovuta all'invecchiamento;
- Sovraccarico funzionale dovuto a sforzi e movimenti ripetuti;
- Sindrome della cuffia dei rotatori;
- Microtraumi di tipo meccanico ripetuti;
- Traumi (cadute dirette sulla spalla, lussazioni) responsabili di distorsioni ed instabilità;
- Fratture;
- Esiti di interventi chirurgici.

Sintomi

I sintomi tipici sono:

- Dolore alla spalla che si diffonde verso la parte alta del braccio o il collo e che, spesso, peggiora durante la notte;
- Emicrania di tipo muscolo-tensivo;
- Gonfiore alla parte anteriore della spalla;
- Movimenti limitati del braccio e della spalla;
- Rumore o scroscio articolare alla parte superiore della spalla nell'eseguire certi movimenti del braccio.

Lesione della cuffia dei rotatori

La **cuffia dei rotatori** è chiamata la 'zona critica' in quanto subisce alla massima intensità le sollecitazioni meccaniche dovute ad attività quotidiane, sportive, lavorative.

Di conseguenza, è particolarmente soggetta a patologie come degenerazioni, calcificazioni, tendiniti, lesioni/rotture.

La patologia più frequente è la **lesione della cuffia dei rotatori,** una forma di infiammazione che degenera fino al rischio di rottura. Spesso, è associata alla lesione del capo lungo del muscolo bicipite e ne esistono di diverse tipologie: dall'infiammazione tendinea alla lesione parziale o totale della cuffia.

La tendinite della cuffia dei rotatori, di natura degenerativa, si sviluppa soprattutto a carico del sovraspinato.

In linea generale, la lesione può essere *acuta* (traumatica) che si manifesta con dolore improvviso o *degenerativa*, inizialmente asintomatica con comparsa graduale del dolore.

Cause

Le cause della lesione possono essere:
- Età avanzata;
- Sindrome da conflitto subacromiale;
- Microtraumi dovuti a stress ripetitivo da overuse o sovraccarichi funzionali a causa di certe attività sportive o lavorative;
- Traumi diretti (lussazioni, cadute);
- Debolezza muscolare o tendinea (anche associata a calcificazione);
- Formazioni di osteofiti (speroni ossei);
- Patologie metaboliche come il diabete;
- Mancanza di afflusso di sangue;
- Posture scorrette.

Sintomi

I sintomi tipici della lesione della cuffia dei rotatori sono:
- Dolore nella regione antero-laterale della spalla (talvolta, difficile da localizzare), che aumenta durante il movimento (quando si solleva o si abbassa il braccio) e diminuisce con il riposo. Potrebbe, però, intensificarsi durante il riposo notturno;
- Debolezza muscolare;
- Sensazione di blocco;
- Deficit funzionale, perdita del range di movimento, tanto che risulta impossibile eseguire l'abduzione;
- Crepitio interno durante il movimento e dolore che si riflette al collo (sintomi meno frequenti).

Conflitto subacromiale (impingement subacromiale)

Il **conflitto subacromiale** (o *impingement subacromiale*) è una patologia causata dalla degenerazione o infiammazione dei tendini della **cuffia dei rotatori** e del **tendine sovraspinoso** per overuse dell'articolazione della spalla o sovraccarico ripetuto. La cuffia dei rotatori ed il tendine sovraspinoso sono essenziali per sollevare il braccio: insieme al deltoide partecipano al movimento di flessione e abduzione.

In realtà, non si tratta di una semplice infiammazione ma di una **sindrome associata ad un'alterazione del movimento**, della biomeccanica ripetuta nel tempo responsabile di usura e degenerazione di tendini, tessuti molli e parti di cartilagine. Questa sindrome interessa soprattutto le donne over 50 e colpisce, in particolare, gli atleti impegnati in attività come pallavolo o nuoto con utilizzo ripetitivo ed eccessivo dell'arto sopra la testa.

Le conseguenze del sovraccarico ripetuto e dell'**overuse** dell'articolazione accompagnato da debolezza o lesione della cuffia dei rotatori causano uno spostamento verso l'alto della testa dell'omero irritando le strutture anatomiche dello spazio subacromiale. Il movimento che risente maggiormente di questa patologia è l'**abduzione**.

Cause

All'origine del conflitto subacromiale possono esserci diverse cause:

- Movimenti di elevazione del braccio sopra la testa ripetitivi, eccessivi, prolungati nel tempo;
- Artrosi dell'articolazione acromion-claveare;
- Movimento anomalo della scapola;
- Squilibri muscolari, mancata funzione di stabilizzatore della cuffia dei rotatori;
- Spazio subacromiale ridotto;
- Formazione di osteofiti;
- Tendinite o tenosinovite;
- Retrazioni capsulari;
- Spostamento in alto della testa omerale con conseguente perdita della cuffia dei rotatori;
- Trauma alla spalla che può portare a calcificazione.

Sintomi

I sintomi tipici del conflitto subacromiale sono:

- Dolore acuto, soprattutto quando si flette in avanti o si apre il braccio, che aumenta di notte accompagnato da una sensazione come di puntura d'insetto. A causa del movimento alterato, il dolore da compensazione si può percepire in altre zone del corpo come il collo;

- Limitazione funzionale dell'arto tra gli 80 ed i 110 gradi di movimento, rigidità, difficoltà di movimento;
- Sensazione di 'spalla calda';
- Debolezza muscolare che, col passare del tempo, può causare ipotonia, atrofia muscolare.

Non curare adeguatamente o, peggio ancora, trascurare l'impingement subacromiale può provocare la formazione di aderenze ed un graduale deterioramento del tendine fino alla rottura completa. La patologia potrebbe coinvolgere anche il tendine sottospinoso, sottoscapolare, piccolo rotondo e capo lungo del bicipite.

Calcificazione alla spalla

Nota anche come *tendinite calcifica*, la **calcificazione alla spalla** è dovuta a depositi di sali di calcio in uno o più tendini della cuffia dei rotatori, del capo lungo del bicipite, del sottoscapolare oppure nella borsa subacromiale. Tale accumulo di calcio è conseguente ad un'infiammazione che non è stata curata.

Con il passare del tempo, le calcificazioni peggiorano diventando visibili alle indagini diagnostiche.

Il tendine consumato e degenerato perde parte della sua funzionalità subendo microtraumi e sollecitazioni sempre più intensi.

I **soggetti più colpiti** hanno un'età compresa tra i 30 ed i 50 anni e sono soprattutto donne, casalinghe e pazienti sedentari.

Sintomi

I sintomi caratteristici della calcificazione alla spalla sono dolore acuto all'articolazione, riduzione o perdita del range di movimento, limitazione ed impotenza funzionale della spalla.

Talvolta, la calcificazione è *asintomatica*: non si manifesta né dolore né limitazione funzionale, bensì un semplice squilibrio muscolare o contratture.

Può svilupparsi una reazione infiammatoria locale e portare ad una deformazione o tumefazione accompagnata da dolore acuto in fase di movimento (soprattutto, abduzione del braccio).

Cause

Seppure le cause della patologia non siano tuttora chiare, si ipotizza un utilizzo ripetitivo dell'arto responsabile di depositi di calcio nel tendine (specie, nel sovraspinoso).

Tra i maggiori fattori di rischio, troviamo ipertensione, diabete, disfunzione della tiroide, disturbi endocrini.

Capsulite adesiva (spalla 'congelata')

Una delle patologie infiammatorie che colpisce più di frequente soprattutto donne tra i 40 ed i 60 anni è la **capsulite adesiva** (nota anche come periartrite scapolo-omerale, Frozen Shoulder o *spalla congelata*).

Si manifesta con un dolore subdolo, improvviso o graduale, che può interessare la spalla destra o sinistra. Col tempo, la capsulite adesiva causa una progressiva perdita della mobilità dell'articolazione omero-scapolare fino alla totale rigidità.

La spalla si 'congela' quando i tessuti della capsula articolare si ispessiscono e si cicatrizzano provocando rigidità, aderenze e perdita di elasticità.

Questa patologia della spalla **si sviluppa in tre fasi**:

- Congelamento (il dolore è maggiore rispetto al deficit funzionale);

- Fase congelata (il dolore diminuisce mentre la limitazione funzionale aumenta);
- Decongelamento (con progressiva risoluzione dei sintomi).

Sintomi

La capsulite adesiva può essere *primaria* (insorge spontaneamente e gradualmente nell'arco di alcune settimane) o *secondaria* (derivante da traumi diretti o distorsivi a carico della spalla, esiti di frattura dell'arto superiore).

Il dolore acuto e costante è localizzato alla parte superiore esterna della spalla: a volte, è accompagnato da gonfiore e può peggiorare di notte. Tra gli altri sintomi, troviamo: rigidità articolare (con possibile atrofia muscolare), limitazione del movimento (soprattutto, in rotazione esterna) e, nei casi più gravi, intorpidimento della mano.

Cause e fattori di rischio

Tra i principali fattori di rischio, ricordiamo:
- Età avanzata;
- Traumi a carico della spalla (lussazione, contusione, frattura);
- Disfunzioni tiroidee (iper/ipotiroidismo);
- Malattie autoimmuni;
- Malattie sistemiche (artrite, ipercolesterolemia, patologie cardiovascolari, morbo di Parkinson);
- Diabete;
- Abuso o utilizzo prolungato di determinati farmaci;
- Lungo periodo di immobilità forzata (per intervento chirurgico o infortunio).

L'origine di questa patologia può essere di natura degenerativa, traumatica o da sovraccarico.

In gran parte dei casi, è di tipo degenerativo: compromette i tendini della cuffia dei rotatori, le articolazioni gleno-omerale, l'acromion-claveare, la cartilagine, il cercine glenoideo, il capo lungo del bicipite. A volte, la causa può risiedere a livello del rachide cervicale.

Infiammazione del capo lungo del bicipite
Un forte dolore alla parte anteriore della spalla potrebbe segnalare la presenza di **infiammazione del capo lungo del bicipite**.
Costituito da un solo tendine e da due capi (lungo e breve), il **bicipite brachiale** è localizzato nel comparto anteriore del braccio. Serve a flettere il gomito, partecipa al movimento di elevazione della spalla; stabilizza la spalla nel movimento di extrarotazione grazie al tendine del capo lungo. Passando per la testa dell'omero ed essendo incluso nella guaina sinoviale, il capo lungo del bicipite spesso è soggetto a tendiniti, proprio per il suo posizionamento intrarticolare.
L'infiammazione del capo lungo del bicipite brachiale può colpire giovani e anziani.

Cause
Le cause di questa patologia possono essere diverse: microtraumi ripetuti, degenerazione ed usura, sovraccarico funzionale della cuffia dei rotatori, gesti atletici scorretti, instabilità cronica dell'articolazione gleno-omerale, sindrome della cuffia dei rotatori.
La tendinite del bicipite potrebbe originare anche da problemi cervicali in quanto i muscoli della spalla possono muoverla fino a 90°, poi interviene un importante muscolo del collo, il trapezio.

Sintomi

I sintomi caratteristici dell'infiammazione del capo lungo del bicipite sono:
- Dolore acuto e variabile in base all'entità dell'infiammazione: può manifestarsi prima e dopo l'attività sportiva o in modo costante, anche di notte. Il dolore si avverte in fase di movimento (specie, in elevazione), in fase di stiramento ed alla palpazione del muscolo. Può estendersi al ventre muscolare fino a raggiungere il gomito. La tendinite del CLB è nota anche come *'sindrome del portafoglio'* perché il dolore si avverte quando si inserisce la mano nella tasca posteriore del pantalone per prendere il portafoglio;
- Rigidità;
- Limitazione funzionale nei movimenti di elevazione, rotazione interna della spalla e flessione del gomito;
- Contrattura del bicipite brachiale;
- Debolezza muscolare del braccio e della spalla;
- Sensazione di calore, bruciore, formicolii, punzecchiatura e gonfiore;
- Scricchiolii nella parte anteriore della spalla.

Si raccomanda di non trascurare questo tipo di infiammazione perché potrebbe degenerare fino a formare calcificazioni che accelerano il processo di degenerazione del tendine: si rischia qualcosa di peggio, la lesione completa del capo lungo del bicipite.

Infiammazione del tendine sottoscapolare

Tra le varie tendiniti che interessano la spalla, **l'infiammazione del tendine sottoscapolare** è meno frequente ma deve essere individuata precocemente, già ai primi sintomi, e trattata tempestivamente dal fisioterapista per evitare la rottura completa del tendine.

Il **muscolo sottoscapolare** svolge l'importante funzione di contribuire al meccanismo cinematico della spalla: è fondamentale nei movimenti di rotazione interna, adduzione e abbassamento dell'omero, stabilizzazione della testa omerale sulla glena. Non funzionando correttamente, potrebbe sbilanciare la coordinazione e compromettere l'interazione con i muscoli infraspinato, sovraspinato e piccolo rotondo.

Il più delle volte, questo tipo di tendinite si associa ad altri tipi di lesione che coinvolgono la cuffia dei rotatori ed il capo lungo del bicipite. In altri casi, potrebbe trattarsi di una lesione isolata o di una degenerazione dell'articolazione gleno-omerale.

Cause

L'infiammazione del tendine sottoscapolare può essere causata da:

- Degenerazione per invecchiamento che colpisce soggetti di età compresa tra i 40 ed i 70 anni;
- Traumi diretti a carico della spalla;
- Eccessive sollecitazioni (lavoro, sport), movimenti di intrarotazione ripetuti o con il braccio sopra la testa;
- Tenosinovite;
- Sindrome del conflitto subacromiale anteriore;
- Posture errate delle scapole (perennemente contratte, rigide, chiuse in avanti);
- Instabilità di spalla;
- Problemi cervicali che coinvolgono il trapezio;
- Esiti di interventi per l'innesto di protesi della spalla;
- Immobilizzazione forzata (come nel caso di ingessatura del braccio);
- Frattura del trochine;
- Disturbi della tiroide e alimentazione.

Sintomi

A seconda della causa della lesione, si manifestano i seguenti **sintomi**:

- Dolore costante alla parte anteriore della spalla durante i movimenti di elevazione e intrarotazione del braccio, soprattutto di notte. Il dolore può estendersi dalla spalla al braccio e verso il collo in caso di cattive posture o utilizzo scorretto. A volte, il dolore può derivare dall'attivazione di un trigger point e non essere legato alla lesione;
- Mobilità ridotta dell'articolazione della spalla (in abduzione e in rotazione esterna);
- Debolezza muscolare, soprattutto durante il movimento di intrarotazione;
- Crepitio durante il movimento della spalla, quando si adottano certe posizioni.

Una lesione importante o cronica risulta invalidante anche a riposo.

Tendinite del sovraspinoso

La **tendinite del sovraspinoso** corrisponde ad un'infiammazione di uno dei tendini della cuffia dei rotatori. Ricordiamo i 4 tendini che compongono la cuffia dei rotatori della spalla: sovraspinoso, sottospinoso, sottoscapolare e piccolo rotondo.

Il **tendine sovraspinoso** (o sovraspinato), uno dei più soggetti ad infiammazione ed usura, consente vari movimenti dell'articolazione scapolo-omerale: in particolare, il muscolo sovraspinoso permette i movimenti di abduzione e rotazione esterna del braccio.

Sintomi

L'infiammazione del sovraspinoso si manifesta attraverso sintomi tipici:
- Dolore che si accentua in fase di movimento della spalla, soprattutto durante l'abduzione del braccio (talvolta, le fitte dolorose impediscono l'inizio del movimento di abduzione). Il dolore può essere avvertito anche a riposo e di notte;
- Sensazione di calore o bruciore localizzato nell'area del muscolo sovraspinoso (tra spalla e collo), del muscolo deltoide fino a metà dell'omero, senza mai raggiungere il gomito;
- Impossibilità funzionale di compiere gesti semplici come vestirsi, pettinarsi, prendere il portafoglio, scrivere;
- Insonnia forzata a causa del dolore notturno.

Cause

Le possibili cause della tendinite del sovraspinoso sono:
- Trauma diretto (caduta sulla spalla);
- Movimento brusco all'indietro;
- Overuse articolare dovuto a sport come pesistica, tennis, pallavolo o lavori che richiedono sforzi e movimenti ripetitivi con il braccio in elevazione sopra il livello della spalla;
- Degenerazione dei tessuti;
- Acromion uncinato (di forma non fisiologica);
- Ispessimento dei tendini;
- Posture scorrette prolungate nel tempo;
- Artrite reumatoide;
- Tessuto cicatriziale sul muscolo sovraspinoso per lesioni pregresse.

Borsite della spalla

La **borsite** (nota anche come borsite subacromiale o subdeltoidea) interessa l'**area anteriore e superiore della spalla** (quella più usata, ovvero la destra o la sinistra per i mancini, raramente la borsite è bilaterale).

Colpisce soprattutto determinati atleti (lanciatori, body builder, tennisti) e soggetti i quali svolgono un lavoro che richiede movimenti ripetuti delle braccia (in sopraelevazione e in flessione).

La patologia consiste nella formazione di una borsa, una piccola **sacca contenente liquido sinoviale** (composto da acqua e sangue) posta all'interno dell'articolazione, precisamente tra muscolo sovraspinoso, deltoide e acromion. In condizioni normali, la borsa funziona da ammortizzatore naturale, svolge una funzione protettiva: serve a ridurre gli attriti durante i movimenti, a rendere più fluido il movimento, a lubrificare l'articolazione della spalla proteggendo le strutture da usura e traumi. La borsite insorge quando il liquido sinoviale si infiamma provocando un dolore acuto che impedisce di muovere spalla e braccio, soprattutto in estensione e abduzione.

Sintomi

I sintomi della borsite sono simili a quelli di un'infiammazione tendinea:
- Dolore intenso alla parte anterosuperiore della spalla durante il movimento (anche di notte ed al risveglio), che potrebbe accentuarsi con la pressione o palpazione;
- Sensazione di calore nell'area compromessa;
- Gonfiore;
- Arrossamento;
- Rigidità, blocco articolare, limitazione della mobilità o impossibilità di muoversi;

- Versamenti di sangue (ecchimosi, ematomi);
- Eruzioni cutanee;
- Febbre (in presenza di versamento di sangue o infezione).

Cause

La borsite della spalla può essere causata da:
- Stress meccanici, movimenti ripetuti che portano a microtraumi;
- Overuse (sovraccarico dei tendini flessori della spalla, in particolare il capolungo del bicipite);
- Traumi diretti a carico della borsa (cadute, incidenti);
- Posture scorrette;
- Utilizzo eccessivo di mouse o smartphone;
- Invecchiamento;
- Tendiniti recidivanti (del bicipite o del sovraspinoso):
- Infiammazioni post-traumatiche di certe strutture;
- Sublussazione (lussazione parziale) della spalla;
- Disturbi cervicali;
- Infezioni virali o batteriche che colpiscono la borsa;
- Artrite reumatoide;
- Gotta.

Complicanze: la borsite calcifica

Una borsite non curata adeguatamente o tempestivamente tende a cronicizzare: provoca dolore acuto e la possibile formazione di calcificazioni tendinee. La **borsite calcifica**, dovuta ad accumulo di calcio in un tendine della spalla, è una grave complicanza che logora il tendine, porta ad un dolore cronico estendendosi all'avambraccio. Raramente, il calcio si dissolve. Nel peggiore dei casi, il dolore si accentua anche di notte, la capsula della spalla si infiamma e l'articolazione si irrigidisce.

Lussazione della spalla

A causa della sua ampia flessibilità e mobilità che consente una vasta gamma di movimenti, l'articolazione della spalla (gleno-omerale) è quella che subisce maggiormente lussazioni.

La causa principale è un trauma, una caduta sul braccio teso con spalla abdotta e ruotata esternamente e spostamento della testa dell'omero dalla cavità glenoidea con fuoriuscita dalla propria sede parziale (sublussazione) o totale.

I soggetti più colpiti da **lussazione della spalla** sono giovani tra i 15 ed i 30 anni di sesso maschile che praticano attività fisiche ad alto impatto o sport di contatto (calcio, basket, rugby).

La lussazione totale della spalla può essere:

- *Anteriore*: l'omero sguscia fuori dalla sua sede spostandosi in avanti. E' la più diffusa e frequente;
- *Posteriore*: l'omero fuoriesce dalla sua sede spostandosi all'indietro.

Cause

In linea generale, l'evento traumatico può verificarsi a seguito di:

- Caduta diretta sul lato della spalla. La caduta in appoggio sul braccio può essere extraruotato o intraruotato (lussazione anteriore o posteriore);
- Brusco movimento del braccio sopra la testa;
- Sovraccarico cronico dei muscoli stabilizzatori;
- Collisione violenta contro un qualsiasi ostacolo come nel caso di incidenti stradali;
- Fortissimo strattonamento del braccio all'indietro o verso l'esterno;

- Instabilità congenita o acquisita della spalla, lassità articolare.

Sintomi

I **sintomi** tipici e indimenticabili sono:
- Dolore violento;
- Impossibilità di movimento, deficit funzionale totale;
- Deformità (perdita della rotondità della spalla);
- Braccio pendente lungo il tronco, extra-ruotato, con la testa dell'omero che scivola sotto o dietro l'ascella;
- Formicolio;
- Possibile versamento (ematoma) e gonfiore.

Complicanze

Il più delle volte, la lussazione della spalla non è un fenomeno isolato, bensì legato a danni a carico di ossa, legamenti, muscoli, cercine (lesione SLAP e lesione Bankart). Costituisce un grave danno funzionale ed ha un elevato tasso di recidiva responsabile di artrosi e di instabilità ricorrente.

Altre **complicanze** di questo evento traumatico sono: frattura della testa dell'omero (frequente nei soggetti anziani), complicazioni vascolari ed a livello dei nervi, lesione del nervo circonflesso (con paralisi del muscolo deltoide), danni a cartilagine, muscoli e legamenti dell'articolazione della spalla.

Instabilità di spalla

L'**instabilità di spalla** (o spalla lassa) è l'incapacità della testa dell'omero di mantenere la sua posizione naturale nella cavità glenoidea. E' caratterizzata, dunque, dalla perdita dei normali rapporti articolari tra scapola e testa dell'omero. In pratica, si verifica la fuoriuscita della spalla dal suo alloggiamento.

Questa patologia è maggiormente diffusa nei giovani sportivi (dai 12 ai 35 anni) ma può manifestarsi anche a seguito di traumi che possono verificarsi sul lavoro o nello svolgere attività che necessitano di movimenti ripetitivi ed eccessivi della spalla al di sopra della testa.

Tale condizione porta dolore e impossibilità di muovere correttamente la spalla: una spalla instabile può andare incontro a lussazione o sublussazione.

Cause e fattori di rischio

L'instabilità di spalla può essere dovuta a diversi fattori di rischio come iperlassità articolare (congenita o provocata da microtraumi ripetuti), eccesso di elastina nel tessuto capsulare, difetti anatomici (alterazione dello sviluppo osseo o dei tessuti periarticolari), squilibrio muscolare.

Incide maggiormente negli uomini nella seconda e terza decade di vita: spesso, è associata al completamento dello sviluppo articolare e muscolare ed alla pratica della massima attività fisica sportiva e lavorativa.

Si distinguono **due tipologie di instabilità di spalla**:
- *Traumatica*, causata da un trauma che provoca una lesione capsulo-legamentosa e lo sviluppo di un'instabilità unidirezionale generalmente anteriore (lesione di Bankart);
- *Di natura idiopatica multidirezionale*, non dovuta a cause esterne apparenti. Compare, generalmente in pazienti con lassità costituzionale che interessa entrambe le spalle e che non hanno subito traumi importanti.

Gli sportivi sono particolarmente soggetti ad instabilità microtraumatica a causa della ripetizione di un gesto atletico che, nel tempo, provoca piccole lesioni delle strutture stabilizzatrici dell'articolazione della spalla rendendola incapace di eseguire il gesto ai massimi livelli.

Sintomi

I sintomi più comuni di una spalla instabile sono:
- Dolore alla spalla aggravato da specifiche attività, posizioni o movimenti;
- Limitazione nei movimenti, impotenza funzionale come 'braccio morto', intorpidimento o parestesie all'arto superiore (alterazione della sensibilità come prurito, formicolio);
- Episodi di lussazione o, più spesso, di sublussazione non legati a traumi.

Dolore al braccio sinistro e al braccio destro: cause

Bisogna distinguere la condizione dolorosa che colpisce il braccio sinistro e quello destro. Le cause sono diverse.

Il **dolore al braccio sinistro** è dovuto ad una problematica di natura muscolo-tendinea e/o articolare della spalla. A livello muscolo-tendineo, si tratta di un'infiammazione che coinvolge, in particolare, il muscolo bicipite oppure uno dei tendini della cuffia dei rotatori. A livello articolare, è legato ad un problema dell'omero o può essere dovuto ad una forte contrattura con conseguente attivazione dei *trigger point* (letteralmente 'punti grilletto' molto irritabili posti in una fascia tesa di un muscolo).

Non bisogna lasciarsi prendere dal panico: se il dolore al braccio sinistro persiste da diversi giorni, molto probabilmente non si tratta di un principio di infarto. Con un infarto in corso il dolore interessa tutto l'arto superiore sinistro ed i tempi sono stretti.

Le possibili **cause** del dolore al braccio sinistro sono:
- Infiammazione del capo lungo del bicipite;

- Tendinite del sovraspinato;
- Contrattura muscolare;
- Lesione slap;
- Conflitto sub-acromiale;
- Borsite deltoidea.

A volte, il dolore alla spalla o al braccio potrebbe dipendere da un movimento alterato del rachide cervicale: occorre effettuare una valutazione della corretta mobilità del rachide.

E' importante verificare se il dolore si manifesta di notte al punto tale da svegliare il paziente perché potrebbe trattarsi di una problematica di tipo digestivo oppure di un'eccessiva tensione a carico dello stomaco.

Il **dolore al braccio destro** può sembrare più rassicurante perché non si associa al rischio di infarto eppure potrebbe essere un segnale di attacco cardiaco proprio come per il braccio sinistro.

Le altre possibili **cause** del dolore al braccio destro sono di una certa entità:
- Artrosi cervicale;
- Angina pectoris;
- Disturbi della circolazione;
- Contrattura muscolare;
- Scoliosi;
- Vizi posturali;
- Lesioni del plesso brachiale o muscolari;
- Tendiniti del braccio;
- Esiti di un intervento di mastectomia;
- Traumi come contusione, frattura, distorsione;
- Neuropatia periferica;
- Sindrome dello stretto toracico superiore;
- Reflusso gastroesofageo.

Dolore alla scapola sinistra

Il **dolore alla scapola sinistra** è un problema frequente: l'origine va ricercata a livello dell'articolazione scapolo-omerale, delle vertebre cervicali e dorsali. Un muscolo che spesso causa dolore nella sede scapolare è il dentato.

Le principali **cause del dolore alle scapole** sono le seguenti:

- Trauma diretto (caduta sulla spalla, sulla scapola, sulla schiena o con le mani in avanti) o trauma a distanza;
- Discopatia dorsale o cervicale;
- Deficit posturale;
- Scoliosi dal lato concavo (all'interno della curva);
- Infiammazione dei muscoli della cuffia dei rotatori;
- Contratture muscolari del cingolo scapolare.

Tendine spalla lesionato o rotto? Come scoprirlo?

I muscoli della spalla permettono di eseguire numerosi movimenti: orientano l'articolazione in ogni direzione agendo su tre dimensioni. E' estremamente importante capire se un tendine spalla è lesionato o rotto mediante una diagnosi molto accurata che consentirà di scegliere la terapia mirata più adeguata, completa ed efficace.

Come riconoscere un tendine rotto e lesionato?

Riportiamo di seguito tutti i sintomi per scoprirlo.

Il **tendine lesionato** (parzialmente rotto) si manifesta con i seguenti **sintomi caratteristici**:

- Dolore intenso e persistente nel punto lesionato e a valle che aumenta durante il riposo notturno e non si attenua con l'assunzione di antinfiammatori. A causa di un utilizzo scorretto o di cattive posture, il dolore può irradiarsi al braccio fino a raggiungere il collo;
- Versamento di liquido nell'articolazione causato dall'infiammazione, non visibile all'esterno;

- Edema (gonfiore);
- Crepitio, sensazione di clic durante certi movimenti della spalla con dolore che si riflette al collo;
- Limitazione funzionale;
- Perdita di forza.

Il **tendine rotto** si riconosce dai seguenti **sintomi tipici**:
- Dolore;
- Impossibilità di muovere la spalla;
- Presenza di una 'palla' dovuta a contrazione ed accorciamento del muscolo.

Consigli per evitare tendiniti o recidive

Per scongiurare l'insorgenza di tendiniti (o recidive) diamo **qualche consiglio**:
- Assumere sempre una postura corretta;
- Durante l'attività sportiva o lavorativa, eseguire correttamente movimenti specifici;
- Concedersi pause, in caso di svolgimento di attività lavorative o sportive che necessitano di movimenti ripetitivi creando sovraccarichi. In alternativa, durante il lavoro è necessario usare strumenti adeguati;
- Evitare gesti o movimenti che sollecitano eccessivamente i tendini o spingono ad effettuare escursioni articolari precarie;
- Effettuare un adeguato riscaldamento, prima di iniziare attività intense;
- Evitare nello sport di assumere anabolizzanti che aumentano forza muscolare e massa perché possono portare ad uno squilibrio tra potenza muscolare e resistenza tendinea;
- Non abusare di iniezioni locali con corticosteroidi: sono antinfiammatori efficaci ma possono favorire l'assottigliamento dei tendini.

La **diagnosi della spalla dolorosa** deve essere innanzitutto clinica. L'esame clinico serve a diagnosticare, in prima battuta, se la patologia che affligge il paziente sia originata realmente dall'articolazione della spalla e di quale malattia si tratti: bisogna anche indagare il tipo di persona da valutare.

L'**anamnesi** consente di individuare con precisione le caratteristiche del dolore.

L'**esame obiettivo** serve a ricercare una limitazione passiva/attiva dei movimenti articolari della spalla, verificando un eventuale aggravamento del dolore alle manovre contro resistenza e dolori proiettati (nevralgia cervico-brachiale). Comprende test funzionali specifici.

Le **radiografie standard** risultano essenziali per visualizzare possibili anomalie ossee. Se necessario, saranno completate da ecografia, risonanza magnetica, TAC della spalla.

A conclusione di tutti questi esami, si distinguono spalle dolorose semplici o bloccate, instabili o pseudoparalitiche. Nella maggioranza dei casi, i dolori non traumatici della spalla sono di tipo extra-articolare: prevalgono la spalla instabile, la patologia associata alla pratica sportiva nei giovani e la patologia degenerativa nei soggetti over 40.

Esame obiettivo, radiografie e specifici **esami strumentali imaging** non bastano ed è per questo che si parla di **diagnosi differenziale** finalizzata ad escludere la presenza di altre possibili patologie responsabili del dolore alla spalla (tumori, problemi allo stomaco, cardiaci, respiratori, ecc.).

Anamnesi

Per rilevare l'origine reale del dolore riferito alla spalla serve, in primis, un'accurata raccolta della storia clinica del paziente ovvero l'**anamnesi**. Questo primo step serve ad accertare se il dolore alla spalla deriva realmente da questa articolazione o se origina da una patologia che interessa altre strutture anatomiche.

Spesso, il dolore alla spalla deriva da problemi al *rachide cervicale*: in questo caso, il paziente indica allo specialista l'esatta localizzazione del dolore poggiando la mano sulla superficie superiore della spalla (a livello di trapezio e clavicola). E', in particolare, l'irradiazione del dolore a suggerire l'origine reale del problema: se il dolore si estende lungo l'arto superiore fino alla mano e alle dita si tratta di patologia radicolare. Il dolore tipico che parte dalla spalla si riconosce in quando si estende non oltre il gomito.

Sono principalmente quattro i **parametri da valutare** nel paziente per indagare la patologia di spalla:

1) Età;
2) Attività sportiva e lavorativa;
3) Traumi;
4) Tipologia di dolore.

Riguardo all'**età**, i soggetti over 45 tendono a soffrire di rottura della cuffia dei rotatori su base degenerativa, mentre i pazienti di età compresa fra i 25 ed i 40 anni soffrono più di frequente di conflitto subacromiale. La spalla dolorosa instabile è caratteristica dei giovani sportivi.

Oltretutto, bisogna valutare diversamente una lesione della cuffia dei rotatori in un soggetto anziano con esigenze funzionali modeste rispetto ad un giovane impegnato in attività manuali o l'instabilità di spalla di un paziente sedentario rispetto ad un giovane che pratica sport agonistico di alto livello.

Di frequente, il dolore alla spalla è causato dal **tipo di sport o attività lavorativa** svolti dal paziente: bisogna, quindi, indagare il tipo di lavoro svolto dal soggetto, il tipo di sport ed a quale livello viene praticato. Sulle patologie della spalla incidono sport come sollevamento pesi, pallanuoto, baseball, volley ed attività lavorative come l'imbianchino che rappresentano attività overhead (che richiedono l'elevazione del braccio sopra la testa) oppure sport di contatto (lotta, rugby) ad alta incidenza di traumi.

Lo specialista deve indagare anche un eventuale **trauma antecedente** alla comparsa dei sintomi che il paziente dimentica o trascura di riferire: potrebbe essere la causa di un danno anatomico.

La **tipologia di dolore** riferito dal soggetto è di estrema importanza nella diagnosi differenziale (per escludere tipologie diverse da quelle prettamente articolari). E' fondamentale, pertanto, valutare la sede e l'irradiazione del dolore, il legame con specifici movimenti, gesti o posture, il possibile aggravamento notturno, le modalità di insorgenza della sintomatologia dolorosa.

Esame obiettivo e test funzionali specifici

Un corretto **esame obiettivo della spalla** deve comprendere ispezione, palpazione (per dolorabilità e calore eccessivo), mobilità (esame del range di movimento e della forza), utilizzo ed interpretazione di specifici test funzionali.

In sede di **ispezione** si osservano l'eritema, la deformità o le lesioni cutanee, incluse le cicatrici chirurgiche e l'asimmetria rispetto alla spalla non compromessa.

Considerando che il dolore potrebbe dipendere da diverse strutture della spalla o aree del corpo diverse, la **palpazione** della spalla non deve trascurare nulla: articolazione gleno-omerale, acromioclavicolare e sternoclavicolare, clavicola, processo coracoideo, acromion, borsa sotto-acromiale, grande e piccola tuberosità dell'omero, tendine del bicipite, scapola e collo.

I **test funzionali** si suddividono in base a diverse problematiche, tra cui:

- Cuffia dei rotatori;
- Capo lungo del bicipite;
- Labbro glenoideo;
- Conflitto subacromiale;
- Instabilità di spalla.

La valutazione fisica serve a determinare in che modo i sintomi rispondono ai movimenti della parte interessata ed agli effetti nel regolare la postura globale.

Vengono effettuati specifici **test muscolari e neurologici** allo scopo di verificare quali strutture articolari o nervose potrebbero essere coinvolte. Nel corso di questi test, le strutture vengono caricate delicatamente o provocate per osservare se il dolore viene riprodotto. Durante la palpazione, i test sono utili per verificare la densità dei tessuti sensibili al dolore come strutture nervose, muscoli, articolazioni.

Se il paziente accusa un dolore molto grave, nella prima visita sarà cura dello specialista moderare la valutazione fisica.

Rimandiamo la descrizione dei vari test funzionali al prossimo capitolo.

Esami strumentali imaging

Attualmente, vengono utilizzati **esami strumentali** *imaging* sempre più sofisticati che, però, non devono indurre lo specialista a trascurare l'attenta valutazione clinica. Tali esami devono servire come compendio e conferma di un sospetto diagnostico o di una diagnosi già ottenuti.

Spesso, esami strumentali come risonanza magnetica o ecografia non solo non risultano utili ai fini diagnostici ma potrebbero creare confusione e causare errori di valutazione. In molti casi, ad esempio, sono state osservate lesioni in persone che non presentavano alcun sintomo. Per ottenere una diagnosi corretta, sono di estrema importanza l'anamnesi e la valutazione fisica.

Un'accurata anamnesi con raccolta di informazioni relative a sintomi presenti e traumi subiti ed un approfondito esame obiettivo per la valutazione delle condizioni generali e delle limitazioni del paziente spesso risultano sufficienti per comprendere la condizione del soggetto. In altri casi, è necessario ricorrere ad esami strumentali imaging che consentono di ottenere un quadro più chiaro della problematica.

Lo specialista può prescrivere esami strumentali come:
- **RX** (Radiografia): utile per osservare e confermare una lesione (ad esempio, una frattura) oppure per escludere altre patologie caratterizzate da segni e sintomi clinici simili;
- **Ecografia**: esame scelto per valutare ed osservare le condizioni dei tendini della spalla o la possibile presenza di depositi di calcio (la loro dimensione, consistenza, posizione esatta all'interno del tendine). Il 'lavaggio ecografico' viene impiegato nel trattamento della tendinite calcifica;
- **TAC** (tomografia computerizzata): esame necessario per osservare la possibile presenza di fratture o lesioni ossee, per valutare la gravità della lesione, la quantità e localizzazione dei frammenti articolari, l'orientamento della rima di frattura;
- **Risonanza Magnetica Nucleare** (RMN) con o senza mezzo di contrasto: utilizzata molto spesso per la valutazione della spalla dolorosa. Grazie a questo esame strumentale si possono ottenere informazioni sullo stato e coinvolgimento di tessuti molli (tendini, muscoli, legamenti, cartilagine, labbro glenoideo). E' una modalità di imaging utile anche per la diagnosi

differenziale in caso di dubbi e per programmare un intervento chirurgico;

- **Valutazione artroscopica**: l'utilizzo di un sottile strumento tubolare (*artroscopio*) contenente una serie di lenti, una telecamera ed una sorgente luminosa consente di diagnosticare lesioni e problemi a carico della spalla (come di altre articolazioni). Dopo aver praticato una mini incisione sulla pelle, l'artroscopio inserito in prossimità dell'articolazione trasmette le immagini su un monitor ad alta definizione. In questo modo, permette di visualizzare e indagare tutte le strutture interne. Questa tecnica, a differenza della RMN, è in grado di determinare la mobilità con l'uncino palpatore valutando direttamente le superfici articolari e l'entità di possibili lesioni. Tale strumento è essenziale per il trattamento delle lesioni capsulo-legamentose. In caso di lesione, dalla diagnosi è possibile passare all'intervento di chirurgia mini invasiva sotto guida artroscopica: ad esempio, si possono ricostruire i legamenti, asportare frammenti, trattare lesioni della cartilagine.

L'importanza della diagnosi differenziale

La cosiddetta **diagnosi differenziale** è di estrema importanza per risalire alle cause reali del dolore alla spalla individuando l'origine effettiva della patologia ed escludendo patologie che poco c'entrano con l'articolazione. Spesso, si assumono antidolorifici e antinfiammatori per sopportare il dolore senza risolvere affatto il problema perché una diagnosi sbagliata non è stata in grado di risalire alla vera causa del disturbo.

Per scegliere una terapia mirata a risolvere definitivamente un problema alla spalla e recuperare la funzionalità dell'arto (terapia conservativa, fisioterapia o intervento chirurgico), non basta il classico iter diagnostico e strumentale ma è necessario ricorrere alla diagnosi differenziale capace di **spiegare l'origine vera del dolore** individuando la patologia da cui origina il dolore stesso, che può essere articolare o di altra natura.

In Italia, il fisioterapista non può fare diagnosi medica ma solo diagnosi fisioterapica ovvero funzionale.

La diagnosi differenziale (*screening for referral*) in fisioterapia è un vero e proprio atto di responsabilità, etica e sicurezza, essenziale nella pratica clinica, un aspetto irrinunciabile del background formativo del fisioterapista.

L'equivalente termine in inglese della diagnosi differenziale è 'screening' for referral. Lo screening, lungi dall'essere una diagnosi (che è di esclusiva pertinenza medica) è la **valutazione del rischio** tramite anamnesi, esami obiettivo o altre procedure in termini di salute. Lo screening for referral non deve, quindi, essere interpretato come individuazione della patologia che causa i sintomi nel paziente.

Nell'innescare lo screening for referral in fisioterapia **è utile porsi 3 domande**:

1) Il dolore (o altro sintomo) del paziente potrebbe essere causato da una patologia grave, tanto da mettere a rischio la sua vita?
2) Quale potrebbe essere l'origine del dolore?
3) Quali cause possono aver determinato la patologia e perché persiste?

Se la risposta alla prima domanda è 'sì', lo screening deve essere attivato subito.

La diagnosi differenziale in fisioterapia è un processo estremamente complesso che necessita di studio, aggiornamento e pratica affinché sia parte integrante dell'agire clinico del professionista. Allo stesso tempo, però, rappresenta un elemento formativo specialistico indispensabile ai fini dell'esercizio della professione, in particolar modo in termini di appropriatezza dell'intervento e di sicurezza del paziente.

In sintesi, quella che continueremo a chiamare diagnosi differenziale in fisioterapia deve essere intesa come uno **screening delle principali condizioni di salute del paziente** per accertare la sua idoneità o meno al trattamento fisioterapico nell'ottica di un'interazione tra professionisti sanitari in vista di un miglioramento dello stato di salute del paziente stesso. La diagnosi in fisioterapia serve a prevenire errori di gestione clinica che potrebbero danneggiare l'assistito.

In pratica, la diagnosi differenziale in fisioterapia non deve condurre alla formulazione di una diagnosi ma ad un ulteriore ragionamento e studio che porti l'operatore ad ipotizzare la presenza di certe patologie ed a richiedere accertamenti specifici prima di procedere al trattamento fisioterapico. Il processo diagnostico potrebbe rilevare sintomi, segni clinici e risposte ai test funzionali che non rientrano fra le conoscenze, competenze ed esperienza proprie del fisioterapista. Perciò, indirizzerà il paziente ad un altro professionista della sanità.

Esistono, ad esempio, certi quadri clinici per i quali le tecniche manuali sono controindicate come osteoporosi, insufficienza cardiaca, trombosi venosa profonda, metastasi, artrite reumatoide, sindrome di Down.

Come suggerisce il nome, la diagnosi differenziale è il **processo di differenziazione tra patologie** che condividono sintomi e segni simili. Non bisogna mai dimenticare che non tutti i dolori muscolo-scheletrici sono uguali. La gestione delle red flags fa parte della diagnosi differenziale in fisioterapia.

Red flags in fisioterapia: campanelli d'allarme e fattori di rischio

Le **red flags** comprendono una serie di segni e sintomi indicativi, **campanelli d'allarme** di possibili patologie di competenza medica, che devono insospettire il fisioterapista. Attualmente, non esiste una definizione univoca ed ufficiale di 'red flags'. Tra le definizioni più utilizzate, troviamo **segni e sintomi**:

- Emersi dall'anamnesi o dall'esame obiettivo associabili ad un alto rischio di disturbo o patologia grave;
- Legati ad una patologia seria e facilmente trascurabile dai professionisti sanitari;
- Che indicano possibili patologie serie responsabili della condizione clinica del paziente, che necessitano di un ulteriore accertamento ed intervento medico.

In fisioterapia, le red flags si possono definire una serie di segni e sintomi indicativi, importanti al punto tale da giustificare un invio ad un altro professionista sanitario per effettuare ulteriori accertamenti.

Le red flags costituiscono, dunque, il **cuore del processo di valutazione differenziale** nell'ambito della fisioterapia.

Di seguito, **alcuni esempi di red flags**, campanelli di allarme per cui è necessario effettuare ulteriori accertamenti:

- Trauma recente
- Perdita di peso ingiustificata
- Disturbi visivi
- Storia di cancro
- immunosoppressione
- Atassia
- Disturbi sfinterici
- Dolore toracico
- Deficit neurologico severo e progressivo
- Problemi cardiovascolari

- Disturbi gastrointestinali
- Disturbi dell'apparato uro-genitale (sintomi della cauda equina)
- Dolore notturno
- Età superiore ai 55 anni
- Utilizzo prolungato di corticosteroidi
- Alterazioni della deambulazione
- Febbre
- Osteoporosi.

Le red flags vanno considerate in base allo stato di salute generale del paziente, ai **fattori di rischio**.

Nel caso in cui il fisioterapista sospetti la presenza di uno o più segni o sintomi che possano rientrare in una red flag, dovrà sospendere e non intraprendere il piano terapeutico inviando il paziente nuovamente dal medico o altra figura professionale specificando il dubbio riscontrato.

Per essere completo ed attendibile, l'esame obiettivo della spalla deve prevedere, oltre all'ispezione ed alla palpazione, l'utilizzo di test ortopedici specifici.

I **test ortopedici** (muscolari, articolari, neurologici) sono essenziali per verificare quali strutture muscolari, articolari o nervose potrebbero essere coinvolte ed in che modo i sintomi rispondono ai movimenti della parte compromessa dalla patologia.

Rientrano, quindi, a pieno titolo nella serie di indagini da eseguire per diagnosticare e scegliere la terapia più adeguata ad ogni singolo caso. I **test funzionali** sono generalmente di pertinenza del medico ortopedico ma alcuni di questi possono essere eseguiti dal fisioterapista per valutare o accertare le condizioni cliniche del paziente e individuare i trattamenti riabilitativi più idonei per risolvere il problema.

Durante l'esecuzione di questi test funzionali, le strutture articolari o nervose vengono provocate o caricate delicatamente per controllare se viene riprodotto il dolore. Esistono, ad esempio, **test 'provocatori'** che forniscono precise informazioni su singole strutture interessate come il test di Jobe, Neer, Hawkins, Yocum ed il Palm-up test.

Per la spalla dolorosa, non è previsto un solo test specifico, bensì test per ciascun elemento che fa parte dell'articolazione o per precise **patologie:**

- *Conflitto subacromiale* (impingement omero-acromion): test di Neer, Yocum, Hawkins;
- *Cuffia dei rotatori* (muscoli sovraspinato, sottospinato, piccolo rotondo e sottoscapolare): test di Jobe, Patte, Drop Sign, Gerber, Lift-off test, Napoleon test;
- *Capo lungo del bicipite*: test di Yergason, segno di Popeye, Palm-up test;

- *Labbro glenoideo*: test di O'Brien, Pain Provocation Test for SLAP;
- *Instabilità di spalla*: test dell'apprensione, Fulcrum test, Relocation test, Load and Shift test, test del cassetto anteriore e posteriore, test del solco;
- *Sindrome dello stretto toracico*: test d Adson, Wright;
- *Irritazione del plesso brachiale*: test di Tinel.

Nella valutazione fisioterapica bisogna indagare tutte le articolazioni della spalla senza mai trascurare l'esame obiettivo del **rachide cervicale** mediante test di mobilità regionale.

Ciascun test si definisce positivo quando la sua esecuzione scatena la sintomatologia dolorosa evidenziando la patologia da diagnosticare o confermare.

In sede di **valutazione funzionale della spalla nello sportivo**, lo specialista deve essere in grado di individuare l'incidenza dei fattori intrinseci (età, sesso, tipo di gesto richiesto dalla disciplina sportiva, qualità motorie e percettive del soggetto) ed estrinseci (ruolo della disciplina sportiva, simmetria gestuale e corporea, automatismo gestuale) e la possibilità di influenzarli tramite specifici interventi.

Scopriamo i principali test funzionali per la valutazione della spalla.

Test specifici per il conflitto subacromiale (impingement)
Il **conflitto o impingement subacromiale** è localizzato tra la cuffia dei rotatori e l'arco coraco-acromiale.
I test specifici per il conflitto subacromiale sono:

1) **Test di Neer:** l'operatore posto alle spalle del paziente, con una mano esegue un'elevazione passiva del braccio intraruotato mentre con l'altra mano mantiene abbassata la scapola. Tale segno

viene indotto portando l'arto in massima "elevazione anteriore" (fra l'abduzione e la flessione) impedendo la rotazione della scapola.

1) **Test di Yocum** (o *Yokum*)*:* stando seduto, il paziente posiziona la mano della spalla esaminata sulla spalla opposta. In tal modo, l'omero si trova in flessione, intrarotazione e adduzione. In seguito, il soggetto dovrà spingere in alto il gomito contro la resistenza dell'esaminatore. Tale manovra, in presenza di una tendinopatia della cuffia, genera dolore.

2) **Test di Hawkins***:* mentre il paziente mantiene flessi a 90° spalla e gomito, l'operatore davanti a lui esegue una rapida intrarotazione massimale facendo leva sul polso, tenendo fermo il gomito e portando in basso l'avambraccio. Questo test genera conflitto fra trachite (nell'area del sovraspinoso) e legamento coraco- acromiale.

3) **International Rotation Resistance Strenght Test** *(IRRST):* l'operatore posto dietro il paziente, nel mantenere il braccio a 90° di abduzione e ad 80° di extrarotazione, gli chiede di effettuare prima un'extrarotazione e, in seguito, un'intrarotazione contro resistenza. Se con tale manovra il paziente mostra una scarsa resistenza alla rotazione esterna, il test risulterà positivo per impingement interno.

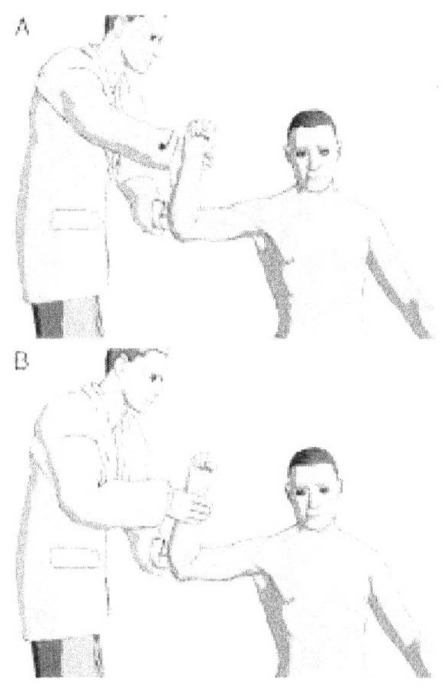

Test specifici per la cuffia dei rotatori

I test funzionali per la **cuffia dei rotatori** (composta dai 4 muscoli sovraspinato, sottospinato, piccolo rotondo e sottoscapolare) servono a valutare tanto l'integrità dei tendini quanto la forza dei muscoli stessi: si suddividono quindi in test contro resistenza e test di tenuta.

I **test di contro resistenza** da eseguire sono:

1) **Test di Jobe** (per valutare il *muscolo sovraspinoso*): mantenendo la spalla abdotta a 90°, anteposta di 30° ed intraruotata con i pollici verso il basso, il paziente dovrà resistere alla spinta verso il basso esercitata dall'operatore. Risulta positivo in caso di comparsa di dolore e riduzione della resistenza al momento della spinta dell'operatore. A volte, risulta difficile valutare la debolezza muscolare per via del dolore generato dal test.

2) **Test di Rotazione Esterna Contro Resistenza in Adduzione** (per valutare il *sottospinoso*): con la spalla addotta in rotazione neutra ed il gomito flesso a 90°, il paziente effettua una spinta in extrarotazione contro la resistenza dell'operatore.

3) **Test di Patte** (per il *sottospinoso*): mantenendo la spalla abdotta a 90° e gomito flesso, il paziente eseguirà una extrarotazione contro resistenza dell'operatore posizionato dietro di lui.

4) **Test di Gerber** (per valutare il *muscolo sottoscapolare*): di fronte al paziente seduto, l'operatore gli flette il braccio a 90°. Successivamente, a gomito flesso, esegue una manovra prima in massima adduzione, poi in massima intrarotazione per ridurre la distanza tra omero e coracoide. Se positivo, il test genera dolore a causa del conflitto antero-interno.

5) **Lift-off test** (per il *sottoscapolare*): il paziente mantiene la mano della spalla da valutare dietro la schiena. Il test consiste nell'eseguire una spinta all'indietro contro resistenza. Nel caso fosse presente una lesione del muscolo sottoscapolare, la mano non riuscirebbe ad effettuare alcuna spinta.

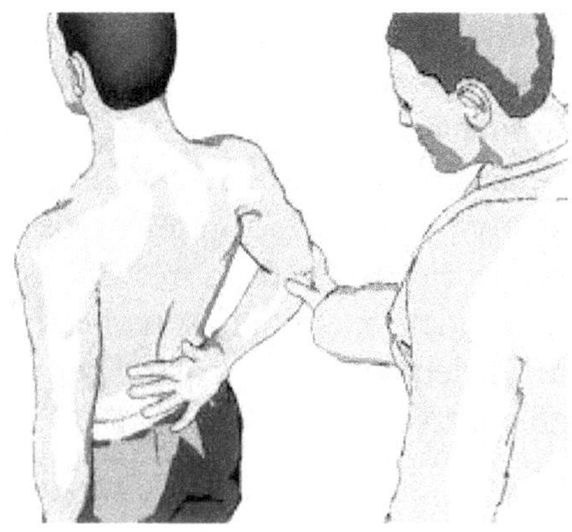

I test di tenuta da eseguire sono:

1) **Drop sign** (per il *muscolo sottospinoso*): il paziente è posizionato con spalla abdotta a 90°, massima extrarotazione possibile e gomito flesso a 90° (sostenuto dalla mano dell'esaminatore). Se l'operatore, posto dietro di lui, abbandona la mano ed il paziente perde l'extrarotazione (>5°) significa che è presente una **lesione della parte posteriore della cuffia**.

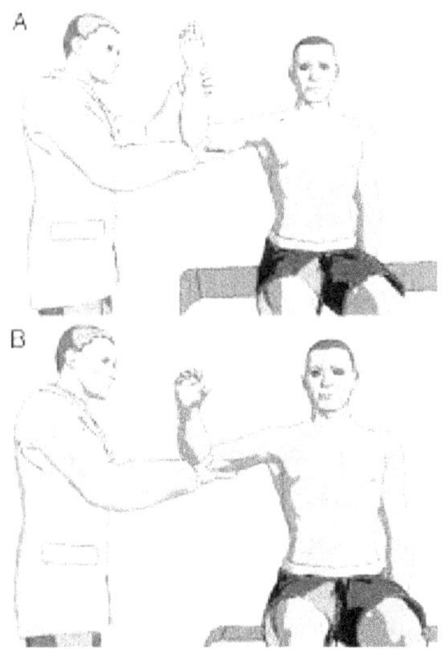

2) **Internal Rotation Lag Sign (IRLS):** questo test si esegue come il lift-off test con la differenza che si valuta la tenuta, non la spinta. L'arto da esaminare è posizionato in 20° di abduzione, 20° di estensione: il gomito flesso a 90° viene sostenuto dall'operatore raggiungendo la massima intrarotazione. Da dietro, l'operatore mantiene la mano del paziente distante dalla schiena. Se, nell'abbandonare la mano, il

paziente non è in grado di mantenerla in posizione e ricade sulla schiena o verso il basso il test rivela la presenza di una lesione del *sottoscapolare*.

3) **Napoleon test** (o *Belly press test*): viene eseguito in caso di sospetta sofferenza o lesione del *muscolo sottoscapolare* che si osserva, in particolare, nei pazienti incapaci di intrarotare quanto basta la spalla e di portare il braccio dietro la schiena. Il paziente in piedi appoggia il palmo della mano del braccio da esaminare all'addome ('belly' in inglese). Mentre preme con la mano sull'addome, il paziente deve mantenere il gomito più avanti dell'ascella. Nel caso in cui il paziente non fosse in grado di premere il palmo sulla pancia senza girare il gomito, il test risulterebbe positivo.

4) **Drop-arm test:** il test di caduta del braccio valuta la *cuffia dei rotatori*, si può eseguire in piedi o seduti. L'operatore (a fianco del paziente o dietro al braccio da valutare) solleva il braccio con gomito flesso a 90°. Viene portato a 90° di elevazione anteriore sul piano scapolare ed in massima extrarotazione. Il paziente dovrà mantenere la posizione di extrarotazione, dopodiché il polso viene rilasciato: l'esaminatore manterrà solo il sostegno al gomito, mentre il paziente tenta di fare resistenza alla caduta del braccio. Il test è positivo con la caduta dell'avambraccio o se il paziente avverte dolore indicando una lesione del tendine sovraspinato.

Test specifici per il capo lungo del bicipite
Per valutare le condizioni del **capo lungo del bicipite** si ricorre ai seguenti test:

1) **Segno di Popeye** o di *Ludington*: si invita il paziente a contrarre entrambi i bicipiti con le mani sulla testa. Una mancata contrazione oppure una retrazione distale del ventre muscolare indica la rottura del capo lungo del bicipite.

2) **Palm up** (*manovra di Gillchrist*): con il gomito esteso ed il palmo della mano supinato, il paziente eleva in flessione anteriore il braccio mentre l'operatore contrasta il suo movimento ponendo una mano sul suo palmo. Se il test genera dolore sulla faccia anteriore della spalla è positivo.

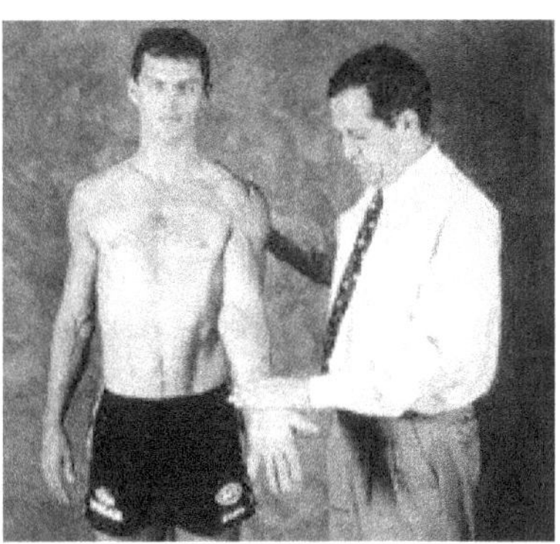

3) **Test di Yergason**: questo test prevede che il paziente stia in piedi col braccio addotto lungo il fianco, l'avambraccio supinato ed il gomito in flessione a 90°. L'operatore contrasta la flessione dell'avambraccio sul braccio. Se il test provoca dolore alla doccia bicipitale, è presente una sublussazione del tendine.

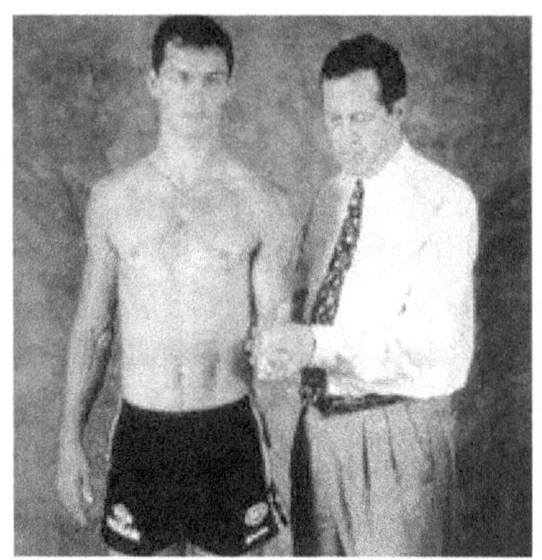

Test specifici per il labbro glenoideo

1. **Test di O'Brien** (*di compressione attiva*): il paziente - mantenendo l'arto da esaminare flesso in avanti di 90°, con il gomito esteso, in adduzione di 10-15° e completa intra-rotazione (pollice verso il basso) - dovrà resistere alla spinta verso il basso esercitata dall'operatore in massima intrarotazione ed in massima extrarotazione. Se questa causa dolore ad arto intraruotato e riduzione del dolore ad arto extraruotato, il test indica un'anomalia del labbro glenoideo.

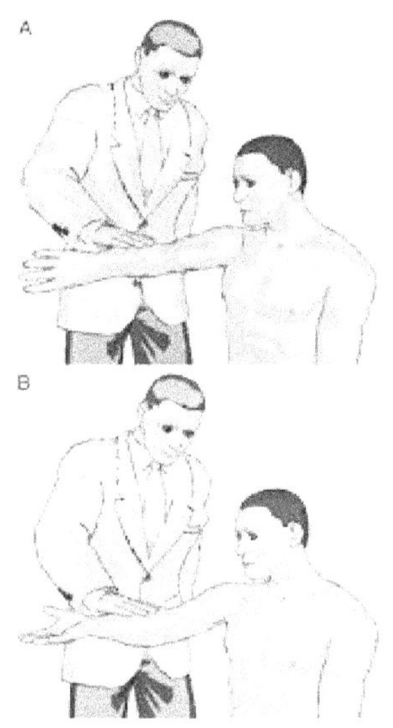

2. **Pain Provocation Test for SLAP**: l'operatore solleva il braccio del paziente fino a 90-100° con gomito flesso di 90° ed avambraccio pronato. Effettua una supinazione dell'avambraccio chiedendo al soggetto in quale delle due posizioni prova dolore. Il test rivela una lesione del labbro superiore se il dolore si presenta prevalentemente o soltanto ad avambraccio pronato.

Test per l'instabilità di spalla
1. **Test dell'apprensione**: mentre il paziente è seduto con la spalla abdotta di 90° e il gomito flesso, l'operatore da dietro effettua una lenta extrarotazione esercitando con l'altra mano una lieve spinta in avanti della testa omerale. Il nome di questo test sta a indicare l'apprensione del paziente durante la manovra: in caso di instabilità anteriore di spalla, reagirà con un'espressione di allarme, riferirà che la spalla 'sta per uscire'.

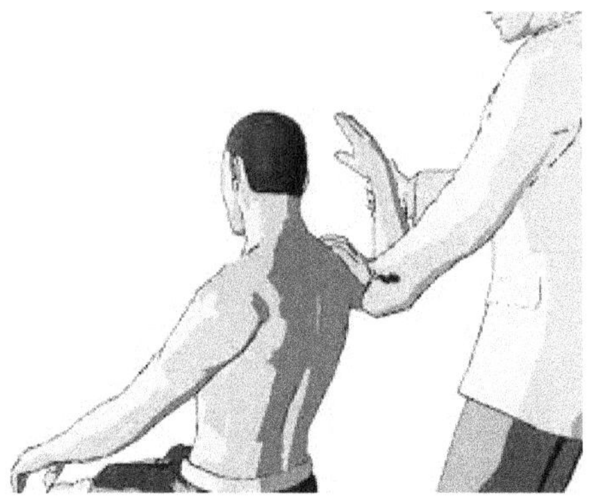

2. **Fulcrum test**: il paziente è posizionato con l'arto abdotto ed extraruotato di 90° in decubito supino. L'operatore, ponendo sotto l'omero prossimale un pugno che funziona da fulcro, con l'altra mano esercita una spinta del gomito verso il basso. Se alla manovra consegue una traslazione anteriore della testa omerale sulla glenoide, il test causa una reazione di allarme nel paziente, come il test di apprensione.

3. **Relocation test**: in caso di positività dei test precedenti, la manovra verrà ripetuta facendo sistemare il paziente supino ed utilizzando il bordo del lettino come fulcro. Si eserciterà una pressione inversa sulla testa omerale (avanti- dietro). In questa posizione si riduce l'apprensione del paziente ed è possibile una maggiore extrarotazione che indica la positività al test.

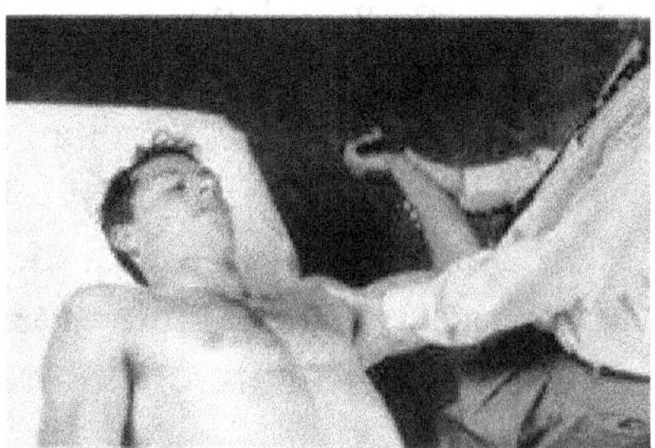

4. **Load and Shift test**: questo test si può eseguire da seduti (con il braccio in posizione neutra) o da supini (con il braccio a 20° di abduzione e flessione anteriore). E' necessario accertarsi della posizione neutra della testa omerale nella glena (deve essere ben centrata sulla glena) prima di eseguire il test del cassetto. Pazienti con cicatrici da interventi chirurgici pregressi o con instabilità multidirezionali potrebbero non presentare una posizione neutra della testa omerale nella glena. La manovra consiste nell'esercitare una spinta del pollice e dell'indice per comprimere la testa dell'omero contro la glena e nell'eseguire una spinta anteriore e posteriore.

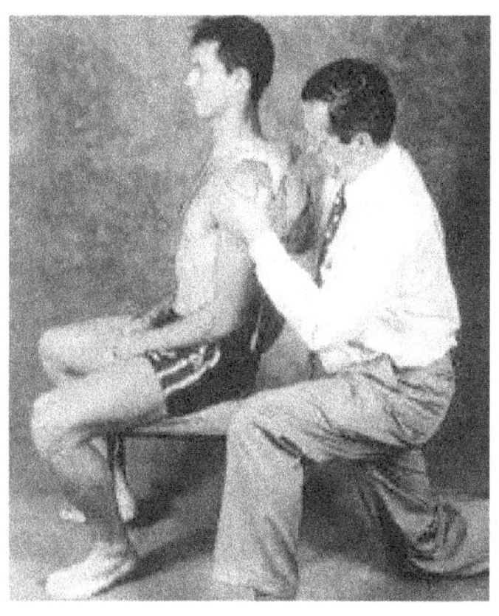

5. **Test del cassetto** (*Drawer test*) **anteriore e posteriore.** L'*anterior Drawer test* è simile al Load and shift con la differenza che, in questo caso, il braccio è abdotto di 60-80° anziché di 20°. Il test del cassetto anteriore – da eseguire quando il dolore non sia tale da impedire la manovra - è utile per diagnosticare l'instabilità traumatica anteriore.

Il *posterior Drawer test* (test del cassetto posteriore) viene eseguito con il paziente supino e l'operatore in piedi a livello della spalla da esaminare: con una mano afferra l'avambraccio a gomito flesso iniziando da un'abduzione di circa 90°, per poi procedere a un'adduzione di circa 90° e ad un'intrarotazione di 60-80°. Con l'altra mano (posizionando il pollice lateralmente), stabilizza la scapola del paziente inducendo uno scivolamento posteriore sulla testa dell'omero. Come i test di apprensione posteriore e di Load and shift, il Drawer test valuta l'integrità della capsula articolare della spalla.

6. **Test del solco** (*test del Sulcus*). Anche l'instabilità della spalla può essere responsabile di dolore alla spalla. Succede quando la spalla si disloca a seguito di un trauma o per instabilità congenita (multidirezionale) senza specifiche lesioni. Il test del solco valuta l'instabilità della spalla inferiore. Il paziente è seduto con il busto eretto, ha il braccio rilassato in posizione neutra (non ruotato) e piega il gomito di 90°. L'operatore afferra il polso tirando delicatamente il braccio verso il basso per verificare se si forma una depressione (solco) nella parte laterale della spalla (appena sotto l'acromion). Se si nota il segno del solco, il test è positivo: indica un'instabilità della spalla. Un solco inferiore è indice di uno spostamento dell'omero rispetto alla glena della scapola.

Sindrome dello stretto toracico (TOS)
La **Sindrome dello Stretto toracico** (**TOS**, *thoracic outlet syndrome*) indica la compressione delle strutture neuro vascolari nel **triangolo interscalenico**. E' stato appurato che la TOS deriva da una compressione degli elementi che compongono il plesso brachiale o dei vasi sottoclavicolari

che passano dall'area cervicale verso l'ascella e l'arto superiore. Si verifica un intrappolamento che provoca nei pazienti colpiti un dolore che dalla scapola si irradia fino all'arto inferiore. Il dolore aumenta con l'elevazione del braccio, traumi e microtraumi ripetuti e pesi mantenuti in mano. Insieme al dolore si manifestano altri sintomi: formicolio, intorpidimento, debolezza, gonfiore.

Sono due i principali test provocativi per valutare questo problema: il Test di Adson ed il test di Wright.

1. **Test di Adson**: è la manovra utilizzata più di frequente per valutare la sindrome dello stretto toracico superiore dovuta alla compressione dello scaleno anteriore. L'operatore afferra il polso del paziente seduto per valutare l'arteria radiale. Chiede al paziente di ruotare il capo verso l'arto esaminato, mentre l'esaminatore procede con la rotazione laterale e l'estensione della spalla. A questo punto, il paziente dovrà inspirare profondamente e trattenere il respiro. In caso di scomparsa del polso radiale, il test indica la presenza di una sindrome dello stretto toracico superiore.

2. **Test di Wright**: è il secondo test più noto per la valutazione del TOS. Il paziente è in posizione seduta e supina. La manovra si esegue con il braccio in massima abduzione in modo tale che mano e avambraccio si posizionino sopra la testa su un piano frontale. Questa posizione deve essere mantenuta per almeno un minuto. Il test risulta positivo in caso di interruzione o riduzione del polso radiale oppure di comparsa di parestesie, ipoestesie o altri sintomi neurologici. Il plesso o l'arteria ascellare risulteranno compresse dal piccolo pettorale.

Irritazione del plesso brachiale

- **Test di Tinel** (segno di Hoffmann-Tinel o *Tinel's Sign*): viene usato nei sospetti di neuropatie da intrappolamento, patologie come irritazioni del plesso brachiale, sindrome del tunnel carpale e tarsale, intrappolamento del nervo radiale, radicolopatia cervicale, traumi al plesso cervicale. E' un test provocativo per i nervi periferici: consiste nella compressione di un nervo per valutare la conduzione nervosa a livello distale. Si applicano 4 leggeri colpi con le dita sul nervo nel suo punto maggiormente esposto oppure lo si colpisce con l'estremità di una matita, il dito medio o un martelletto neurologico. Nell'eseguire il test, l'operatore pone precise domande al paziente come "senti formicolio o sensazione elettrica che irradia oltre al punto colpito?". Il paziente dovrà rispondere sì o no alle domande dell'esaminatore. Il test è negativo se il paziente risponde no oppure è incerto dopo la ripetizione della percussione. Il test positivo indica la compressione o rigenerazione delle fibre di un nervo periferico e genera sintomi neurologici come parestesia.

Autodiagnosi della spalla

Spesso, un **disturbo alla spalla** inizia con un leggero fastidio che si fa sentire all'atto di sollevare il braccio sopra la testa (in caso di infiammazione alla cuffia dei rotatori). Le prime volte che si manifesta il fastidio, si pensa che non possa trasformarsi in un problema più serio. Si spera che non diventi un problema finché non compaiono le prime difficoltà nello svolgere semplici attività quotidiane come lavarsi la schiena, vestirsi. E' incredibile rendersi conto, in momenti del genere, quanto siano importanti le piccole attività di ogni giorno finché non ci ritroviamo a dover affrontare limitazioni funzionali ed impedimenti.

Quel complesso articolare unico noto come spalla consente un notevole range di movimenti delle braccia che, in condizioni anomale (patologie, deficit, infortuni), non si riescono ad eseguire. **Il dolore, la rigidità, il deficit funzionale** non permettono di muovere spalla e braccio liberamente e tutto questo ha un impatto significativo sulla qualità della vita.

Sottoporsi ad una **diagnosi precoce** è fondamentale in caso di dolore alla spalla.

Cosa fare se si è impossibilitati a rivolgersi subito ad un centro per la diagnosi della spalla?

E' possibile **eseguire semplici test a casa facendo un'autodiagnosi della spalla**. Si tratta di manovre che suggeriscono quando è meglio non sforzare l'articolazione e se è il caso di contattare il prima possibile uno specialista qualificato per una diagnosi approfondita.

Test muscolari fai da te per valutare la cuffia dei rotatori

La **cuffia dei rotatori** (composta da 4 muscoli e relativi tendini – sovraspinato, sottospinato, sottoscapolare e piccolo rotondo) partecipa alla stabilità dell'articolazione della spalla, fra omero e scapola consentendo il movimento del braccio.

In gran parte dei casi, quando si manifestano sintomi dolorosi e limitazioni dei movimenti delle braccia, la causa è legata ad un danno o ad un'infiammazione della cuffia dei rotatori.

Dolore (quando si compiono certi movimenti) e limitazione funzionale (specie quando si solleva il braccio sopra la testa o lo si piega posteriormente) sono gli iniziali campanelli di allarme. Se il problema viene trascurato i sintomi sono destinati ad aumentare d'intensità progressivamente fino a manifestarsi anche a riposo, disturbando il sonno, rendendo difficile qualsiasi attività che richiede l'uso delle braccia.

Di seguito, descriviamo semplici **test della spalla per la cuffia dei rotatori** da eseguire a casa con il supporto di un'altra persona.

Belly press test (o Napoleon test)

Il **Belly press test** (o *Napoleon Test*) viene eseguito in caso di sospetta sofferenza o lesione del **muscolo sottoscapolare** che si osserva, in particolare, nei pazienti incapaci di intrarotare quanto basta la spalla e di portare il braccio dietro la schiena. Il paziente in piedi con il gomito flesso a 90° appoggia il palmo della mano del braccio da esaminare sulla parte superiore dell'addome ('belly' in inglese). Mentre preme con la mano sull'addome tramite rotazione interna della spalla, il paziente deve mantenere il gomito più avanti dell'ascella. Nel caso in cui il paziente non fosse in grado di premere il palmo sulla pancia senza girare il gomito, il test risulterebbe positivo. Il paziente, a causa della disfunzione del muscolo sottoscapolare, compensa il movimento con la flessione del polso, l'adduzione e l'estensione della spalla. Tale movimento compensatorio porterebbe alla caduta del gomito dietro il tronco.

Il Napoleon test viene scelto in alternativa al test di sollevamento, quando quest'ultimo non può essere effettuato a causa del dolore o del limitato range di movimento della rotazione interna della spalla.

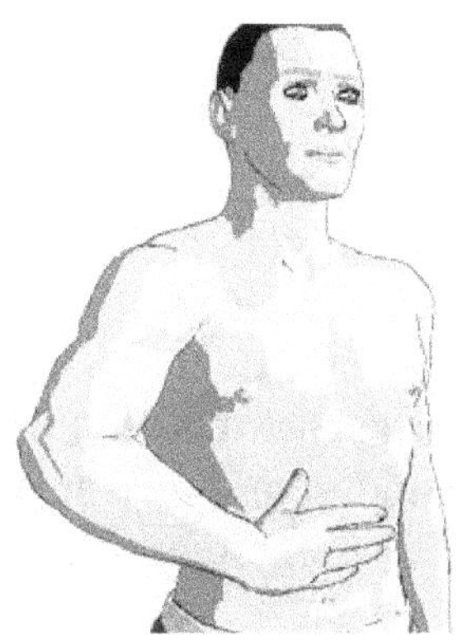

Test di Neer

Al pari del test di Yocum e di Hawkins, il **test di Neer** è una manovra utilizzata per valutare e identificare un'eventuale presenza di impingement o **conflitto subacromiale**. Rappresenta uno dei test ortopedici di spalla più eseguiti in ambito medico riabilitativo.

Il paziente è seduto e l'assistente, che si trova alle sue spalle, con una mano effettua un'elevazione passiva del braccio ruotato internamente (pollice verso il basso) con gomito esteso e, con l'altra mano, mantiene la scapola abbassata per stabilizzarla. Il segno viene indotto portando l'arto in elevazione anteriore massima (tra abduzione e flessione) impedendo la rotazione della scapola.

Il test è positivo se il dolore compare tra i 60° ed i 120° di flessione anteriore: indica, quindi, la presenza di conflitto subacromiale.

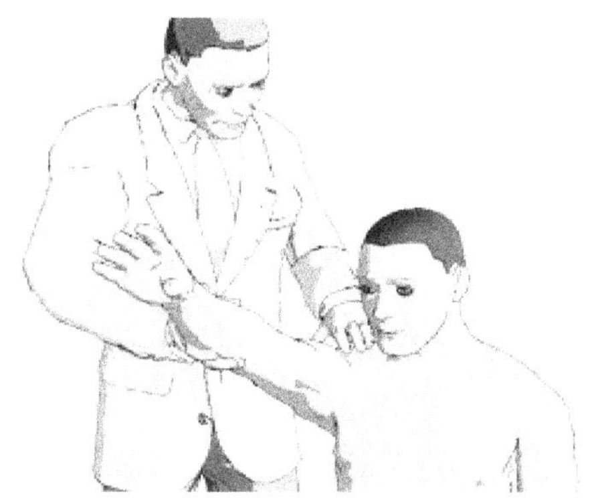

Test di Yocum

Il **test di Yocum** è uno dei test ortopedici più usati per effettuare una prima valutazione clinica della spalla in ambito ortopedico e fisioterapico con l'obiettivo di individuare le strutture dell'articolazione principalmente coinvolte. In particolare, il test di Yocum è mirato alla valutazione del **conflitto subacromiale** (impingement), la patologia più frequente della spalla.

L'esecuzione di questo test piuttosto semplice si può suddividere in due fasi:
- L'arto da valutare del paziente (in piedi o seduto) viene portato in adduzione orizzontale con gomito flesso fino a poggiare la mano sulla spalla opposta. In questo modo, l'omero si trova in flessione, intrarotazione e adduzione;
- Il paziente solleva il gomito in alto contro la resistenza dell'assistente. Esegue questo movimento

senza togliere la mano dalla spalla portando il gomito al di sopra della linea delle spalle.

Il test è positivo se causa dolore all'atto dell'elevazione del gomito: segnala una sindrome da conflitto subacromiale o una tendinopatia della cuffia dei rotatori.

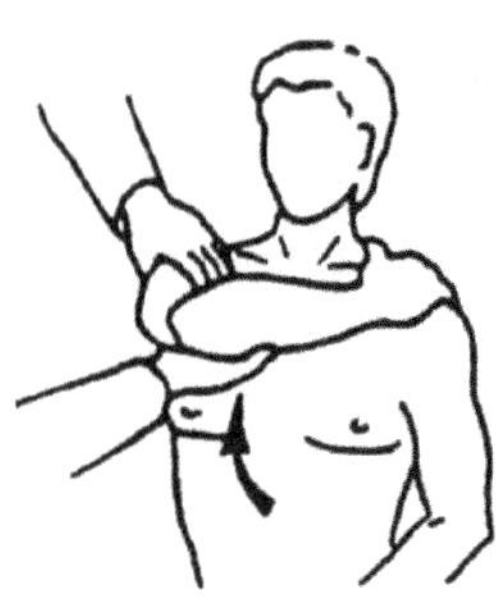

Test di Hawkins

Uno dei test più utilizzati per valutare il **conflitto subacromiale** (che include lesioni parziali della cuffia dei rotatori, borsiti subacromiali e tendiniti calcifiche) è il **test di Hawkins**.

Da seduto, il paziente mantiene spalla e gomito flessi a 90°. Di fronte a lui l'assistente, stabilizzando la spalla, esercita una rapida rotazione interna massimale dell'arto facendo leva sul polso mentre tiene fermo il gomito e porta in basso l'avambraccio applicando una leggera sovrappressione.

Il test è positivo se genera conflitto fra trachite (a livello del sovraspinoso) e legamento coraco-acromiale provocando dolore al paziente.

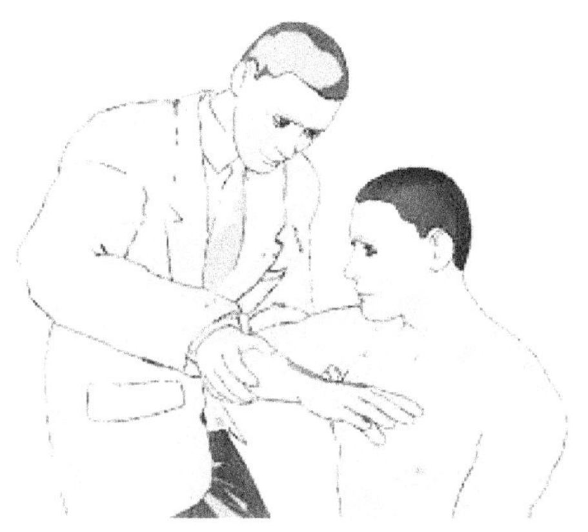

Drop-arm test (test di caduta del braccio)

Il **Drop-arm test** (noto anche come *test di caduta del braccio*) è un test di valutazione della **cuffia dei rotatori** e può essere effettuato in piedi o seduti. Chi assiste si trova a fianco del paziente o dietro al braccio da valutare: deve sollevare il suo braccio con gomito flesso a 90°. Il braccio viene portato a 90° di elevazione anteriore sul piano scapolare ed in massima extrarotazione: in altre parole, il braccio deve risultare perpendicolare al tronco. L'assistente chiede al paziente di mantenere la posizione di extrarotazione (viene chiesto di abbassare o addurre lentamente la spalla al proprio fianco), dopodiché il suo polso viene rilasciato. L'assistente mantiene solo il sostegno al gomito mentre il paziente cerca di fare resistenza alla caduta del braccio. Il test risulta positivo con la caduta dell'avambraccio o se il paziente avverte dolore: ciò indica una lesione del tendine sovraspinato.

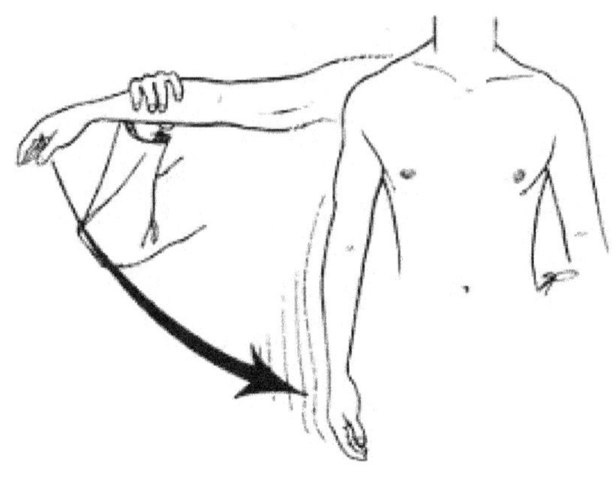

Test di Jobe

Uno dei principali test di contro resistenza per valutare il **muscolo sovraspinoso** (uno dei muscoli della cuffia dei rotatori) è il **test di Jobe** da eseguire in piedi con il braccio a 90° di abduzione sul piano scapolare, anteposto di circa 30° e intraruotato con i pollici verso il basso. Il paziente dovrà resistere alla spinta verso il basso esercitata dall'assistente che gli afferra il polso. Se con questa manovra il paziente prova dolore o non è in grado di resistere alla leggera pressione dell'assistente, il test risulterà positivo indicando una lesione del tendine sovraspinato. In genere, questo test viene svolto per entrambe le spalle, valutandole singolarmente o contemporaneamente, per confrontare i due lati e rilevare possibili deficit di forza.

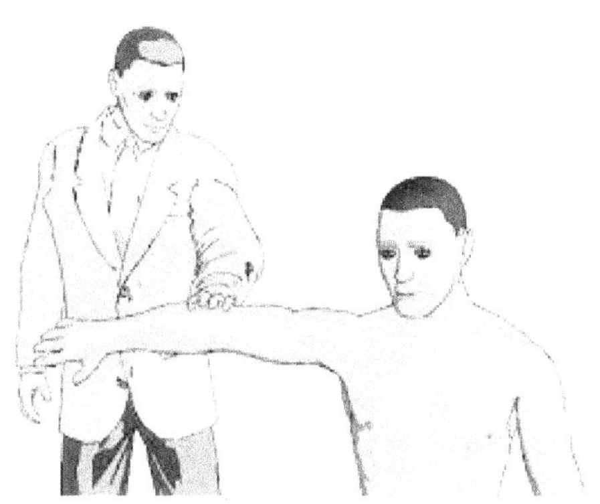

Cosa fare in caso di test positivo?

Una **prima valutazione a casa con l'aiuto di una persona** può servire a comprendere perché il dolore persiste e può essere accompagnato da limitazione funzionale. Naturalmente, la positività dei test 'casalinghi' dovrà essere verificata ed accertata da uno specialista qualificato insieme ad altri esami previsti dall'iter diagnostico medico e fisioterapico.

Valutare o cercare i primi indizi di una problematica della spalla deve servire, innanzitutto, a **preservare la salute dell'articolazione** mettendo il braccio a riposo ed evitando di compiere qualsiasi sforzo ai primi segni di infiammazione della cuffia dei rotatori affinché non diventi cronica provocando ulteriori danni ai tessuti che richiederebbero cure maggiori, trattamenti più invasivi, lunghi periodi di riabilitazione. Insomma, bisogna a tutti i costi scongiurare il peggioramento della situazione.

La positività dei test eseguiti a casa deve far scattare un **campanello d'allarme** tenendo conto della possibilità di un'infiammazione o lesione o infortunio della cuffia dei rotatori. Il secondo step è **rivolgersi il prima possibile ad uno specialista** per una diagnosi accurata e completa, finalizzata ad una terapia mirata che acceleri i tempi della guarigione. E' importante evitare che la patologia o l'infortunio degeneri progressivamente considerando la spalla come un unico sistema: un danno o un'infiammazione potrebbero incidere sulla salute di tutte le parti anatomiche che partecipano alla stabilità del complesso articolare.

Un processo infiammatorio o una lesione all'articolazione della spalla, in particolare alla cuffia dei rotatori, potrebbe provocare seri danni alle strutture articolari se si trascurano o si curano in maniera non adeguata. Un errore del genere potrebbe costare il ricorso ad un intervento chirurgico di riparazione con conseguente percorso di riabilitazione più o meno lungo e stressante.

Esercizi da eseguire in base alla positività dei test muscolari

Gli **esercizi per la spalla dolorosa** sono utili per trattare diversi disturbi e patologie responsabili del dolore stesso. Devono, però, essere eseguiti con criterio, in modo corretto altrimenti potrebbero peggiorare la situazione. Gli esercizi per la spalla servono a migliorare la forza e la flessibilità dei muscoli.

Spesso, le patologie della spalla oltre a causare dolore sono responsabili di rigidità. Quando un muscolo è rigido, costringe gli altri muscoli a fare un lavoro doppio, a sovraccaricarsi per compensazione ostacolando i movimenti. Il primo obiettivo, quindi, è quello di **rinforzare i muscoli deboli allungando quelli rigidi**.

Il secondo obiettivo è **stabilizzare il più possibile la spalla** in caso di lassità dei legamenti e di instabilità.

In molti casi, lo *stretching* (allungamento) rischia di peggiorare il dolore e di non migliorare affatto i problemi di rigidità. Lo stretching deve essere eseguito su muscoli sani: in realtà, non allunga il muscolo ma ne aumenta la tolleranza allo stiramento e si corre il rischio di subire uno strappo. Il dolore che si avverte interessa il muscolo allungato, non quello rigido, quindi la conseguenza dello stretching è allungare un muscolo doloroso già stirato o che ha subito una distorsione, uno strappo. Inoltre, lo stretching blocca la circolazione tanto che dopo aver allungato un certo muscolo si avverte formicolio a piedi o mani.

Molti pensano che, per attenuare il dolore, bisogna rinforzare i muscoli. In realtà, bisogna non solo scegliere ed eseguire esercizi corretti ma pianificare un **programma personalizzato** per correggere eventuali squilibri nel modo giusto. Rinforzare muscoli già forti e perdipiù rigidi non è corretto: occorre selezionare i muscoli che necessitano realmente di rinforzo. Un piano personalizzato prevede l'esame della postura statica di spalle e dorso e la coordinazione dei muscoli in fase di movimento. Scapola e omero devono muoversi insieme, farlo ad una certa velocità: se, ad esempio, la scapola si muove meno rispetto all'omero siamo in presenza di rigidità di alcuni muscoli. Tale squilibrio causa diversi disturbi.

Fare troppi esercizi non aiuta a guarire prima, anzi. E' preferibile concentrarsi su 1-2 esercizi mirati (da ripetere 2/3 volte al giorno per 5-10 minuti), piuttosto che farne troppi col rischio di eseguire anche quelli sbagliati. L'importante è essere costanti, fare **esercizi mirati tutti i giorni**.

Infiammazione della cuffia dei rotatori: esercizi consigliati

L'infiammazione della cuffia dei rotatori si manifesta con dolore alla spalla sinistra o destra (alla parte anteriore) che si estende lungo il lato del braccio. Il dolore può essere accompagnato da debolezza, blocco (se causato da un trauma), riduzione del range di movimento, difficoltà a mantenere il braccio sollevato di lato o ad eseguire normali attività di routine come pettinarsi.

La **cuffia dei rotatori** è un gruppo di 4 muscoli (e relativi tendini) che collegano la scapola all'omero: sovraspinoso, sottospinoso, sottoscapolare e piccolo rotondo. I muscoli della cuffia dei rotatori non sono forti e grandi come i muscoli pettorali o dorsali. Bisogna rinforzarli per scongiurare rischi di lussazione (la fuoriuscita della testa dell'omero dalla sua sede naturale); anche i tendini che proteggono l'articolazione ed avvolgono la testa dell'omero devono essere sani. L'articolazione della spalla funziona al meglio quando **postura, mobilità e stabilità** sono corrette: in questo modo, si prevengono i dolori alla spalla che, di solito, sono dovuti ad infiammazione per posizionamento scorretto della testa dell'omero. Il posizionamento errato porta la testa dell'omero a schiacciare diversi tendini della spalla: a lungo andare, tale disfunzione può causare un effetto a catena compromettendo la postura di tutto il corpo.

Muscoli e tendini della cuffia dei rotatori contribuiscono a stabilizzare la spalla: i muscoli possono indebolirsi, i tendini possono lesionarsi parzialmente o completamente. In caso di rottura completa del tendine, bisogna ricorrere ad un intervento chirurgico ma, in gran parte dei casi, il problema è dovuto ad infiammazione causata da lesione tendinea parziale per trauma diretto, degenerazione dei tendini, usura, overuse funzionale per movimenti ripetuti in abduzione, extrarotazione o retroproiezione.

Esistono esercizi mirati particolarmente indicati sia per l'infiammazione tendinea sia nel percorso riabilitativo post-operatorio dopo l'intervento di riparazione del tendine rotto.

Ecco una selezione dei migliori **esercizi per la cuffia dei rotatori**.

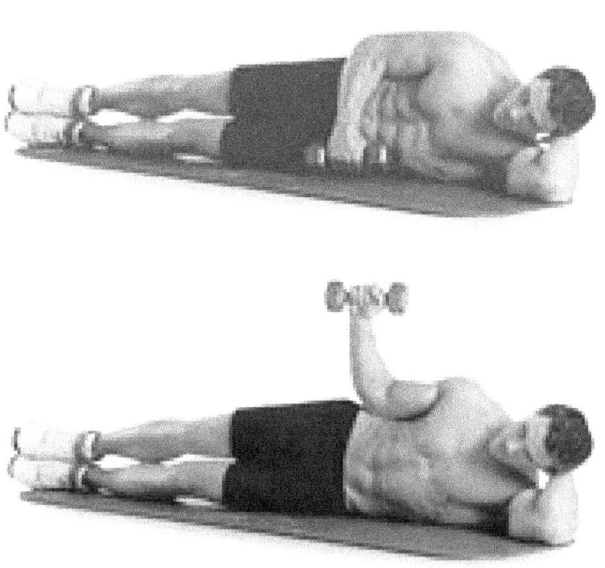

Uno dei muscoli meno allenati (quindi, più soggetto a lesioni) è il **muscolo infraspinato** cha ha la funzione di extraruotare (ruotare all'esterno) il braccio, di rinforzare e stabilizzare la capsula che avvolge l'omero. Questo esercizio è molto utile per rinforzare il muscolo infraspinato.

Per eseguirlo, devi sdraiarti su un fianco mantenendo un angolo di 90° tra braccio e avambraccio del lato opposto a quello su cui sei disteso.

Il braccio va ruotato esternamente usando un peso molto leggero mentre l'avambraccio va portato da parallelo a perpendicolare rispetto al pavimento e deve essere mantenuto aderente al lato del torace. In questo modo, farai ruotare l'omero all'interno della sua sede naturale.

L'esercizio va eseguito in 3 serie da 15-20 ripetizioni.

Esercizio n.2

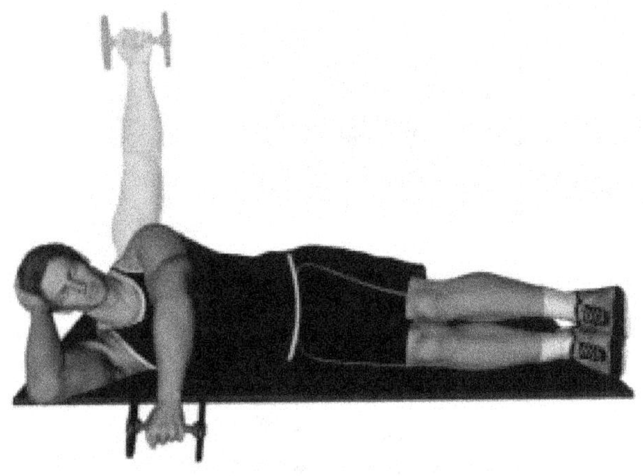

In questo secondo esercizio, lavorerai per il rinforzo del **muscolo sovraspinato** della spalla, quello più soggetto ad infortuni. Ha il compito di extraruotare ed allontanare dal corpo (abduzione) il braccio e funziona in tandem con il deltoide.

Per rinforzare il muscolo sovraspinato dovrai eseguire un movimento simile all'esercizio n.1 con la differenza che, mantenendo il braccio elevato, andrai a formare un angolo di 90° tra braccio e tronco usando un peso leggero.

L'esercizio va eseguito in 3 serie da 15-20 ripetizioni.

Per allenare il **muscolo sottoscapolare** (che ha il compito di ruotare all'interno ed avvicinare al corpo il braccio) dovrai, invece, eseguire una intrarotazione (rotazione interna) del braccio.

Sdraiati con la schiena saldata a terra mantenendo il braccio elevato come per l'esercizio del muscolo sovraspinato.

Esercizio n.3

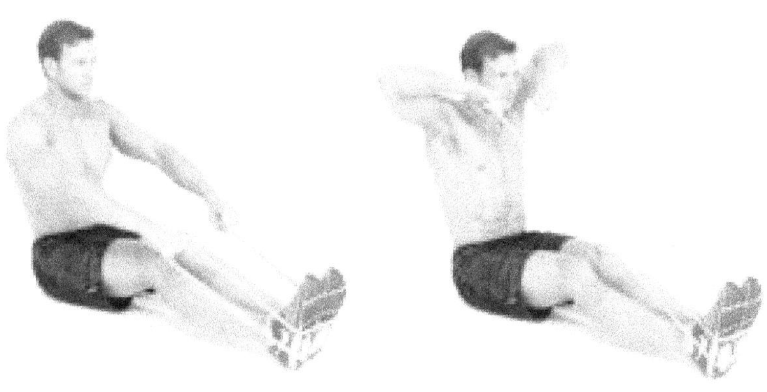

Per extraruotare il braccio e, allo stesso tempo, rinforzare il **trapezio inferiore**, prova questo esercizio noto come *face pull*.

Dopo aver fissato una banda elastica attorno ai piedi, afferra le due estremità della banda considerando un'ampiezza pari a quella delle tue spalle. A questo punto, tira le due estremità avvicinandole al viso: in questo modo, il braccio si muoverà in extrarotazione abbassando e contraendo le scapole.

Anche questo esercizio deve essere eseguito in 3 serie da 15-20 ripetizioni.

Esercizio n.4

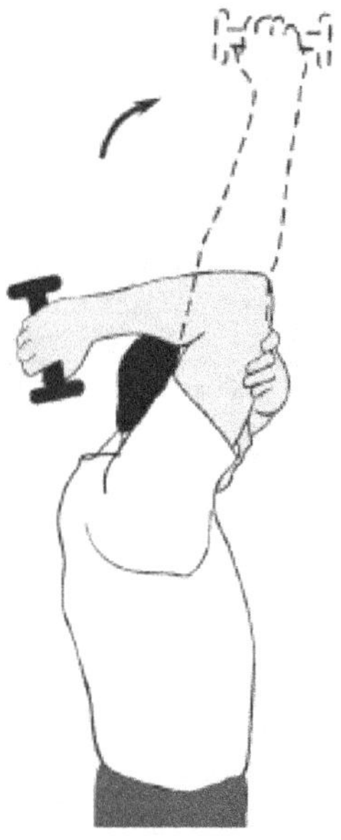

Questo esercizio è tanto utile quanto semplice. Stando in piedi eleva il braccio usando un peso molto leggero, dopodiché piegalo all'indietro di 90°. Mantieni questa posizione tenendo fermo il braccio con l'altra mano. L'esercizio è da ripetere fino a sentire affaticamento.

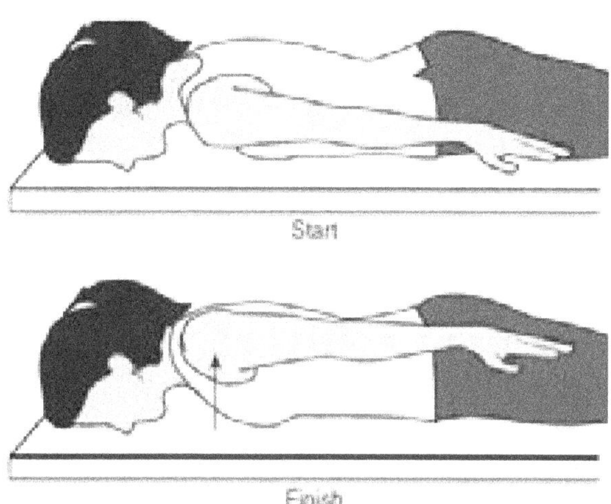

Quest'ultimo esercizio selezionato per la cuffia dei rotatori deve essere eseguito disteso a pancia sotto su un materassino o su un lettino posizionando le braccia lungo i fianchi. Il movimento da eseguire consiste nel sollevare una mano all'indietro cercando di arrivare con la spalla fin dove puoi in senso orizzontale.
La posizione è da mantenere finché non ti sentirai stanco. L'esercizio va ripetuto almeno 5 volte.

Conflitto subacromiale (impingement): esercizi consigliati
Il **conflitto subacromiale** (*impingement*) consiste in uno schiacciamento del **tendine del sovraspinato** contro

l'acromion. Il dolore è causato dalla riduzione dello spazio subacromiale e dal costante sfregamento del tendine sull'osso. Le vere cause del conflitto risiedono nella rigidità di spalla, debolezza della cuffia dei rotatori e dei muscoli toraco-scapolari, sovraccarico funzionale, movimenti ripetitivi scorretti.

Il riposo prolungato non solo rallenta la guarigione ma può portare a recidive perché muscoli e tessuti periarticolari tenderanno ad irrigidirsi e indebolirsi ulteriormente.

Per il conflitto subacromiale (impingement) è importante scegliere **esercizi mirati a mobilitare i muscoli e stimolare il movimento dell'articolazione della spalla**. Gli esercizi mirati sono utili nei casi più lievi ma anche in quelli più gravi. Il movimento deve essere lento, non deve provocare dolore.

Esercizio n.1

Il cosiddetto **esercizio del pendolo e del cerchio di Codman** fornisce un buon riscaldamento per essere pronti al resto dell'allenamento quotidiano. Ecco come procedere.

Piegato in avanti di 80-90°, poggia su un tavolo o su una spalliera il braccio sano. Tenendo in mano un oggetto che pesi almeno mezzo chilo (un chilo per gli uomini) lascia pendere quello colpito dal disturbo muovendolo lentamente in cerchio (10 volte in senso orario e 10 volte antiorario). Successivamente, esegui il movimento del pendolo (avanti e indietro) e muovi il braccio anche da un lato all'altro. Durante questo esercizio, dovrai mantenere una curva neutra della schiena. Il movimento deve durare 30-45 secondi prima di concederti una pausa. Questo esercizio va eseguito in 3-4 serie due volte al giorno.

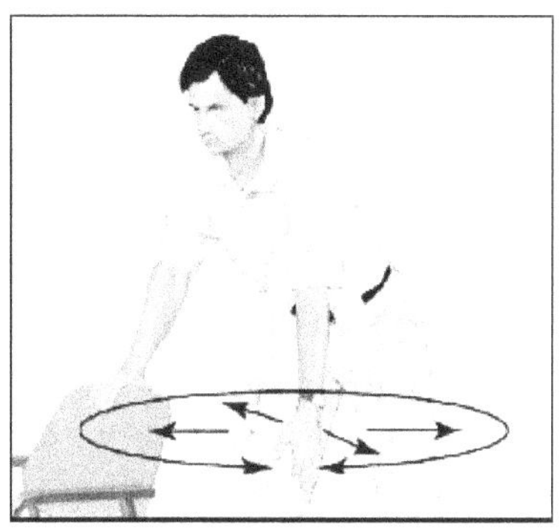

Esercizio n. 2

Gli **esercizi di mobilitazione in abduzione** risultano molto utili.

Afferra un bastone con entrambe le mani (palmi rivolti in avanti). Con il braccio destro sano, spingi il bastone lateralmente verso l'alto trascinando il braccio rigido e dolente in basso verso il centro.

Mantenendo per almeno 45 secondi la posizione massima raggiunta, ripetere l'esercizio 5 volte.

Questo movimento consente di ricondizionare l'abduzione in modo assistito per migliorare l'articolarità della spalla con il minimo impegno muscolare.

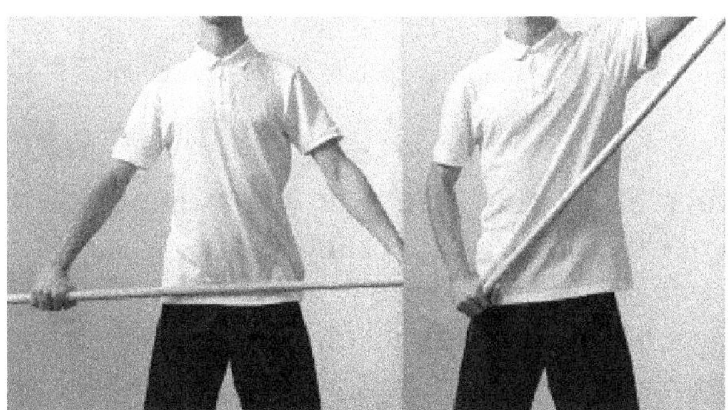

Esercizio n. 3

Passiamo ad un **esercizio di mobilizzazione in extrarotazione**.

Da supino, con la mano destra del braccio compromesso impugna l'apice di un bastone facendo aderire il gomito al busto. Dovrai mantenere un angolo di 90° tra braccio e avambraccio. Con l'altra mano (la sinistra) impugna l'estremità opposta del bastone e spingilo con l'arto sinistro verso destra. Anche in questo caso, dovrai mantenere questa posizione per 45 secondi ripetendo l'esercizio 5 volte.

Tale esercizio aiuta a migliorare il movimento di rotazione esterna dell'omero stabilizzando la scapola rispetto al torace.

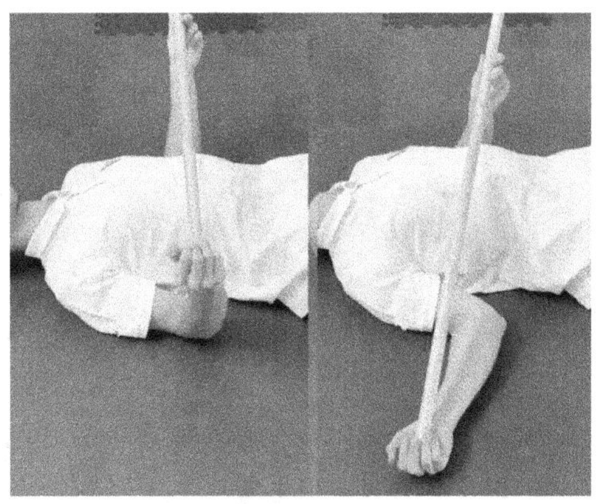

Esercizio n. 4

Lo Sleeper Stretch ad intensità bassa è uno dei migliori esercizi per il conflitto subacromiale.

Dovrai sdraiarti sul fianco con il braccio sinistro in appoggio a 90° rispetto al busto.

Ora afferra con la mano destra il polso sinistro; facendo perno sul gomito, dovrai ruotare l'arto in senso orario (3 volte) e antiorario (3 volte) mantenendo per 40 secondi la posizione massima raggiunta.

Tale esercizio consente di mobilizzare la testa dell'omero in rotazione sia esterna sia interna stabilizzando la scapola.

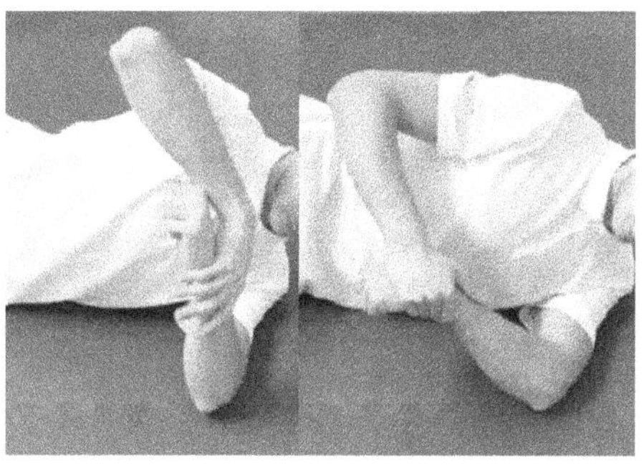

Capsulite adesiva (spalla congelata): esercizi consigliati

Per affrontare la **capsulite adesiva** (*spalla congelata*) è necessario eseguire esercizi mirati, che forniscano maggior movimento, migliore funzionalità e riduzione del dolore.

Esercizio n.1

Il primo esercizio consiste in un movimento di rotazione interna con banda elastica (theraband): serve a mobilitare e fornire **maggior movimento delle scapole**.

La banda elastica deve essere tenuta dietro il corpo, con la mano sinistra o destra dietro la schiena e la mano opposta all'indietro sopra la spalla. Dovrai man mano adattarti in rapporto ai tuoi problemi alla spalla allungando soltanto quando ti sentirai a tuo agio.

Nella posizione di partenza, la spalla congelata è in posizione più bassa. Tira lentamente verso l'alto per sentire spalle e scapole muoversi delicatamente. Quando inizi a sentire dolore alla spalla, fermati e torna alla posizione di partenza.

L'esercizio va eseguito in 3 serie da 10-12 ripetizioni due volte al giorno.

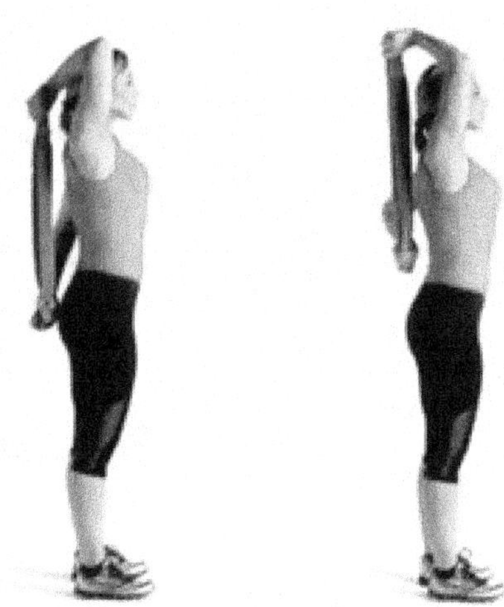

Esercizio n. 2

Con questo movimento senza resistenza **si mobilita scapola e spalla**. Ruota le spalle in avanti, poi torna indietro e ruota il braccio verso l'esterno (extrarotazione) lasciandolo pendere lungo il lato. A questo punto, solleva le spalle, poi abbassale. E' un esercizio leggero che mantiene il movimento all'interno dell'articolazione: può essere eseguito più volte al giorno.

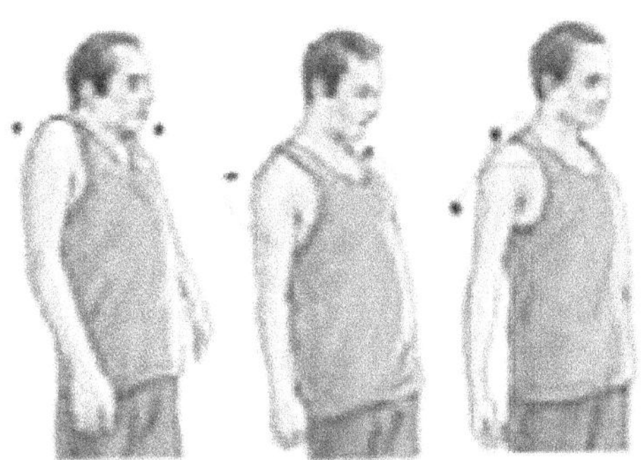

Esercizio n. 3

Con questo esercizio si allunga il **muscolo pettorale-toracico**. Puoi eseguirlo usando una porta. Solleva le braccia lungo i telai della porta, poi abbassa lentamente e delicatamente il busto in avanti fino a sentire un allungamento alla parte anteriore della spalla, verso la parte anteriore del torace. Mantieni questa posizione per 20-30 secondi e ripeti l'esercizio 2-3 volte.

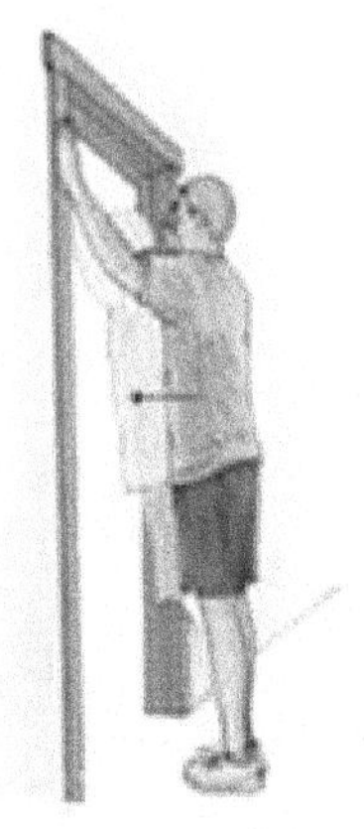

Esercizio n. 4

L'esercizio di **stretching dei bicipiti** si esegue appoggiando la mano delicatamente contro un muro. Ruota lentamente la parte superiore del corpo verso il lato opposto finché non avverti l'allungamento nella scapola e nella spalla. Mantieni questa posizione per 20-30 secondi e ripeti in 3-4 serie.

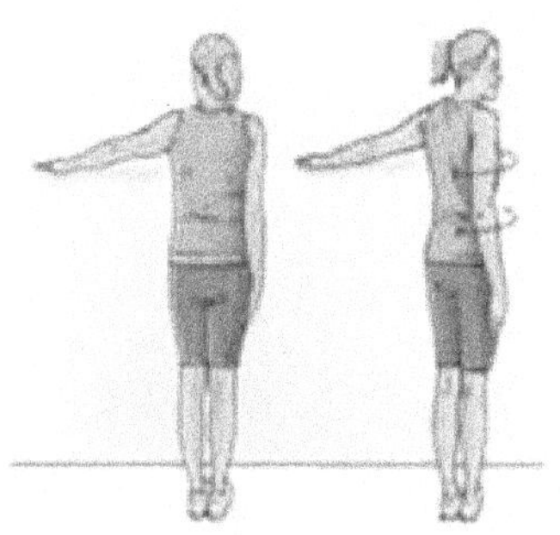

Esercizio n. 5

Gli **esercizi isometrici** allenano il muscolo senza che si allunghi o si accorci: si basano esclusivamente sulla resistenza. Questo esercizio che proponiamo prevede un movimento di rotazione isometrica verso l'esterno e verso l'interno.

Per la **rotazione isometrica verso l'esterno,** devi mantenere il gomito contro il corpo facendo pressione all'esterno del polso. Premi verso l'esterno per almeno 10 secondi, poi rilassa. L'esercizio va eseguito in 3 serie di 4 ripetizioni.

L'esercizio di **rotazione isometrica verso l'interno** deve essere svolto come quello precedente, con la differenza che la pressione va esercitata all'interno del polso con spinta verso l'interno.

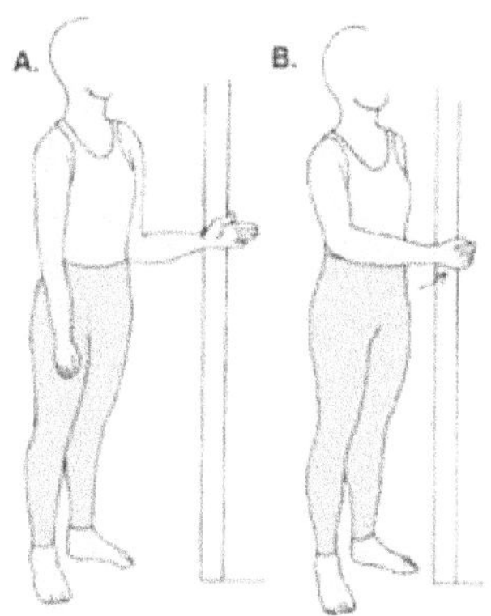

Esercizio n. 6

Per l'esercizio di **flessione della spalla**, afferra con entrambe le mani un manico di scopa o un bastone. Solleva delicatamente le braccia contro il soffitto e, non appena avverti resistenza, fermati.

90

L'esercizio va eseguito in 3 serie da 10 ripetizioni tutti i giorni.

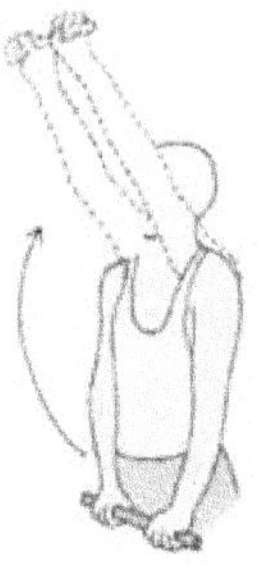

Esercizio n. 7

Passiamo ad un **esercizio di extrarotazione** (rotazione esterna) della spalla.

Sdraiati a terra in posizione supina con la schiena ben salda al suolo tenendo un bastone con entrambe le mani. Abbassa la spalla sul lato sinistro finché non avverti resistenza, poi fermati. Ripeti la manovra con il lato destro.

L'esercizio va eseguito in 3 serie da 10 ripetizioni tutti i giorni.

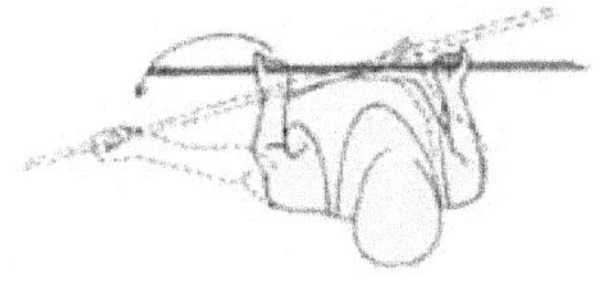

Esercizio n. 8

Con questo esercizio di **abduzione della spalla** dovrai sollevare verso l'alto il lato colpito dal 'congelamento' della spalla reggendo con la mano una scopa o un bastone. Ripeti l'operazione sul lato opposto.

L'esercizio si esegue in 3 serie da 10 ripetizioni tutti i giorni.

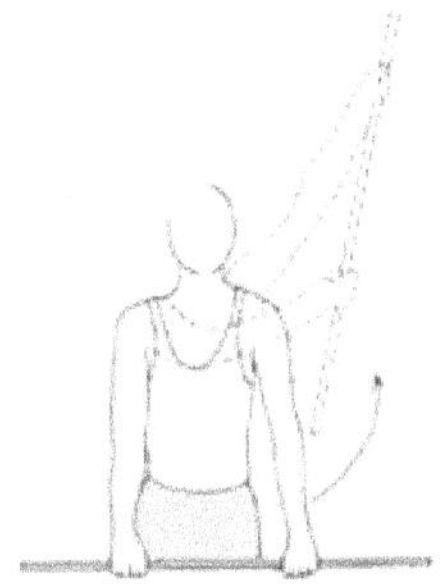

Infiammazione del capo lungo del bicipite: esercizi consigliati

Dolore alla parte anteriore della spalla, che peggiora all'atto del sollevamento del braccio, rigidità e limitazione dei movimenti: questi i sintomi dell'infiammazione del **capo lungo del bicipite brachiale** che origina dalla glena della scapola e termina nel muscolo bicipite. Il tendine del bicipite si infiamma principalmente per sovraccarico della cuffia dei rotatori e per scarsa coordinazione tra i movimenti del braccio e della scapola ma la causa, non raramente, potrebbe essere un'altra: alterazioni posturali statiche (da fermi) o dinamiche (durante i movimenti). I **muscoli su cui intervenire** sono trapezio medio, gran pettorale, sovraspinoso e sottospinato. Ecco, di seguito, quattro esercizi utili.

Esercizio n. 1

Iniziamo con un **esercizio di rinforzo del trapezio medio** che richiede l'utilizzo di una banda elastica.

In posizione eretta, porta le braccia distese davanti al corpo, poi divarica le braccia al massimo delle tue possibilità: durante l'operazione mantieni il pollice verso l'esterno ed i gomiti flessi a 90°. La banda elastica è portata in tensione con 30° di rotazione esterna delle braccia.

Torna alla posizione iniziale e ripeti l'esercizio 10 volte.

L'esercizio si evolve elevando entrambe le braccia a 90° sul piano scapolare creando o mantenendo tensione alla banda elastica.

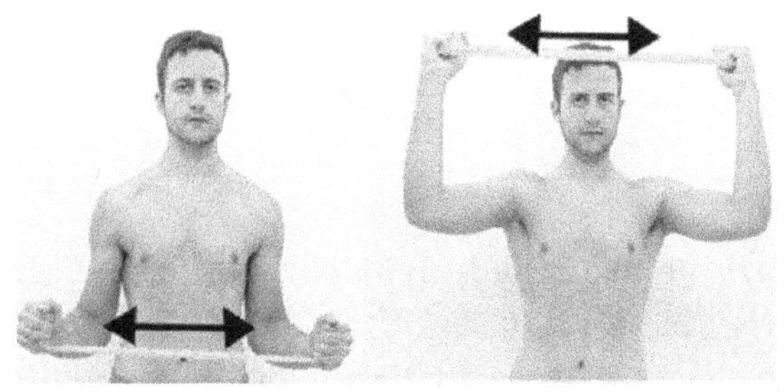

Esercizio n. 2

Sdraiato a pancia in giù (posizione prona) tieni un peso in mano con il braccio a 90° di flessione in avanti. Dovrai eseguire l'**estensione** ad una posizione neutrale con la spalla in rotazione neutrale. Torna alla posizione iniziale. Ripeti l'esercizio 10 volte.

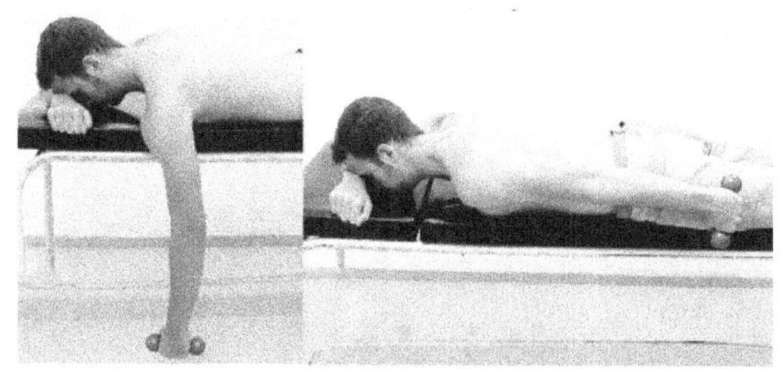

Esercizio n. 3

Un ottimo esercizio per il capo lungo del bicipite è l'**allungamento dinamico del gran pettorale**.

Sdraiati su un lettino o materassino in posizione supina (a pancia in su) con le ginocchia e le anche piegate, le braccia distese lungo i fianchi. Mantenendo le braccia a contatto con il lettino o materassino, spostale verso la testa fino ad ottenere un angolo di 120°. Torna alla posizione iniziale.

Questo esercizio di allungamento del gran pettorale va ripetuto 20 volte.

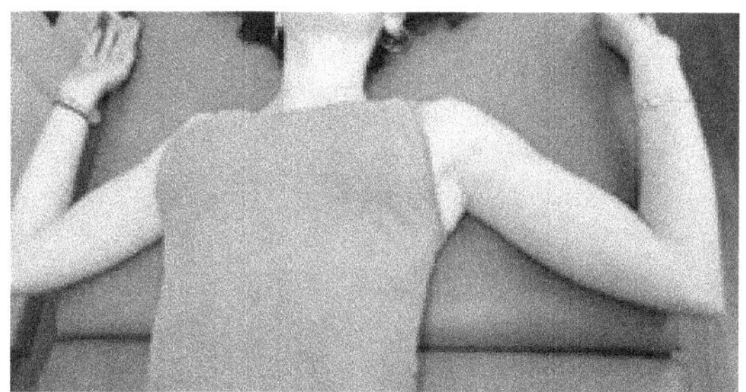

Esercizio n. 4

Questo esercizio serve a **potenziare il sovraspinoso e il sottospinato**.

In posizione prona, sdraiato a pancia in giù, mantieni i gomiti distesi fuori dal lettino: gomiti e spalle devono essere piegati a 90°. Tieni fermo il braccio e solleva il polso. Torna alla posizione iniziale.

Ripeti l'esercizio 10 volte.

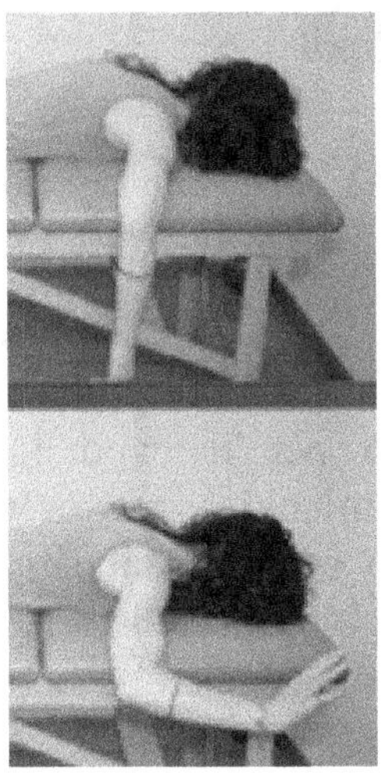